医療の外れで

看護師のわたしが考えた
マイノリティと差別のこと

木村映里

晶文社

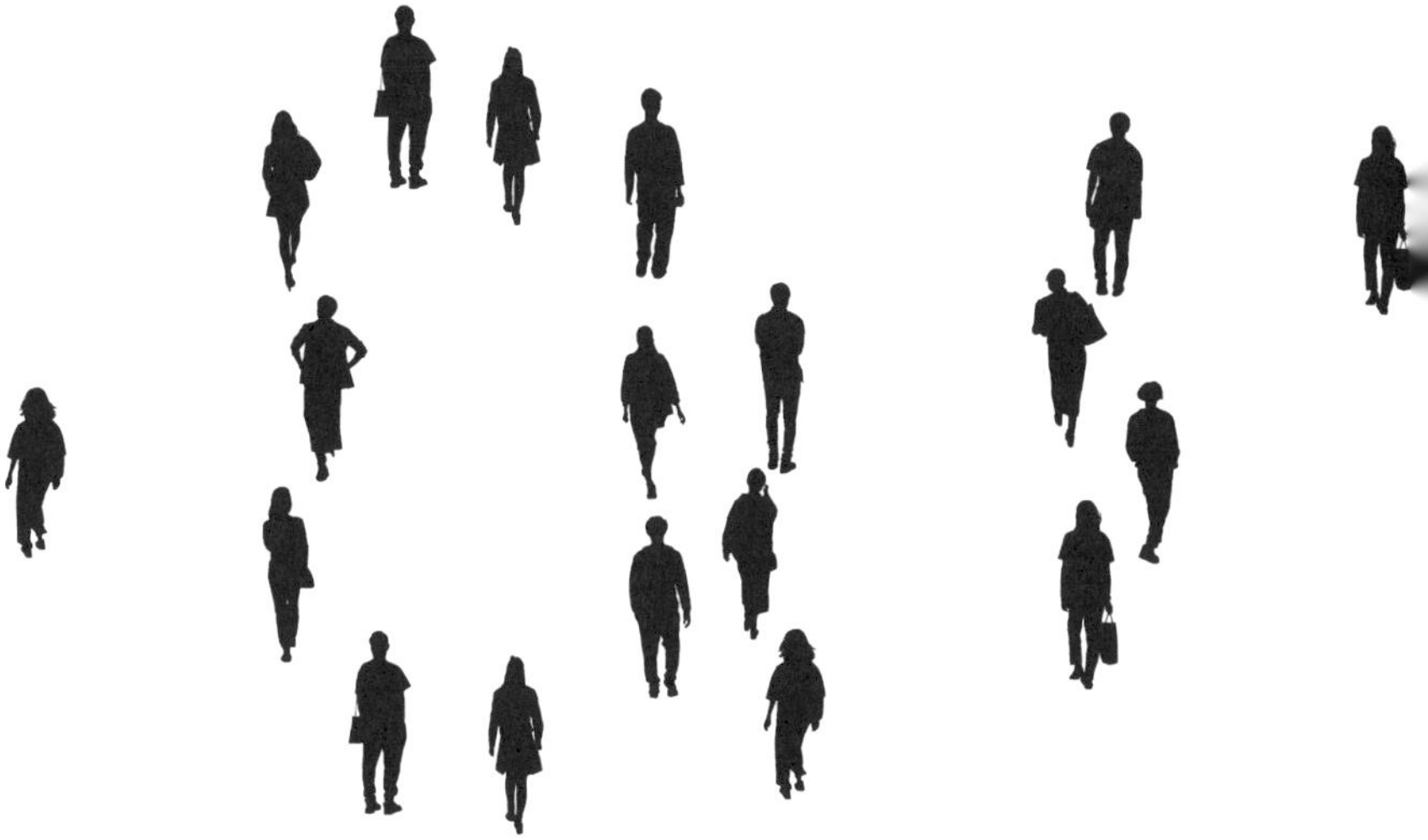

ブックデザイン　鈴木成一デザイン室

はじめに

「俺、病院って死ぬほど嫌いなんだよねー」

23歳くらいの頃に友人の紹介で知り合った男性は、互いの好きな音楽の話で盛り上がった後に私が看護師だと明かすと、にこやかにそう返しました。

「病院の人達ってなんであんなに偉そうなの？　態度悪いし、看護師さん同士奥で『ヤクザ？』とか言ってんの、聞こえてますよって」

そう話す、私より2歳上の彼は、腕や背中をタトゥーで覆い（ただしオランダで入れたという彼のタトゥーはいわゆる反社会的勢力のイメージを持たれがちな和彫りではなく、全てトライバルタトゥーでした）、強面《こわもて》で、他者に威圧的な印象を抱かせる容姿ではありました。

「だから俺は病院の世話になるくらいなら死んだ方がまし」

と言う彼の口調は軽やかで穏やかで、私が看護師としてそれを聞いてどう思うか、などと考える様子は少しも覗《うかが》えませんでした。私の属性を責めたいのではなく、おそらく「看護師」という言葉から連想された過去の経験を、そのまま言葉にしているだけなのだろう、と感じました。

彼から電話で「汚い話でごめんだけど、血便？的なの出るようになったんだけど、どうしたらいい？」と訊《き》かれたのは、知り合って数カ月後のことでした。詳細を訊くと、数週間続く腹痛、下痢、血便との話で、潰瘍性大腸炎とか？　と焦りつつ、私に診断はできないから病院に行ってくれと返しましたが、彼は「えー」と言うのみで、受診に乗り気でない様子でした。

当時、彼とは毎日のように連絡を取っていました。日に日に症状は悪化し、幾度も病院に行くよう伝えましたが、彼は頑なに病院に行こうとはせず、「あんな奴ら」と電話口で吐き捨てるように言いました。どうしてそこまで嫌うのと訊いても「色々言われたことがあって」というだけ。詳しく教えてくれない彼にも、詳細は分からないけど彼に何かを言ったであろうどこかの病院に対しても、私は苛立ちのようなもどかしさを抱きました。

私が病院に行けとしか言わないことに腹を立てたのか、あるいは彼の身に何かあったのか、彼とは突然連絡が取れなくなりました。共通の友人に訊いても「LINE返ってこないんだよねー」というのみで、その後何年経っても、彼の消息は不明のままです。

飲み屋で互いに常連客として知り合い、以来仲の良い女友達が「えりはいつも仕事大好きって感じじゃん。看護師さんってみんなそうだと思ってたんだけどさ、こないだ隣で飲んでた看護師さんの2人組が患者さんの悪口めっちゃ言ってて、患者死ねとか言ってて、すごいイヤだった。こわかった。えりがいたら喧嘩になってたと思うけど、それでもいいからえり来てーってずっと思ってた。あんな看護師さんがいる病院行きたくないな」と、俯《うつむ》きながら話してくれたのは、去年のことでした。医療現場の人間がみんなそういう人なわけじゃないよ、その人達がやばかっただけだよ、と言いたかったけれど、ナースステーションで患者さんのことを「はやく死ねばいいのに」と言っていた、私が新卒の頃に働いていた病院の上司を思い出すと、言葉に詰まりました。

6年目の看護師として病棟勤務をする私は、病院以外の場所で「医療従事者から受けた傷付きが原因で、病院に行くのを躊躇《ちゅうちょ》してしまう人」の話をよく聞きます。私自身がお酒好きでよく歌舞伎町や新宿ゴールデン街、新宿二丁目といった繁華街に飲みに行くからかもしれませんし、元々夜の仕事をしていたことや、精神疾患を複数抱えながら看護職をしている事情からかもしれません。「話してもよさそう」と思ってもらえる何かがあるなら嬉しいな、と思う一方で、医療従事者の言葉や態度によって、疾患上の苦しみとはまるで関係のない、全く不要な傷付きを受ける生活者の存在や、医療従事者からもたらされる傷付きが単なる不快にとどまらず、その先の生命にまで影響する事実に、焦りと恐怖を抱きます。そしてそういった傷付きを受ける、私の周囲の生活者の多くは、何らかのマイノリティや貧困、被差別的な属性といった背景を持つ、社会から排除されやすい人々です。

一方で、周りの医療従事者が決して悪人ではなく、患者さんの苦しみを取り除こうと、身を削って奔走する日々を送っていることも、看護師としてよく知っています。秒刻みの業務の中でさらに発生する不測の出来事、どれひとつとして後回しにできない仕事を大量に抱え、わずかなミスが人命に関わるプレッシャーの中で、「治療と関係あるのか?」という患者さんやご家族の要求にすら優しさで応えようとする姿や、理不尽な罵声や暴力に晒《さら》され、人として扱われていないと感じる瞬間が何度あっても、声を荒らげず医療を提供し続ける姿勢は、自己犠牲的ですらあります。

社会から排除されやすい人々と医療従事者の間には、単なる快不快の問題でもなければ、一部の医療従事者にだけ差別心があるといった類の話でもない、もっと根深く、致命的なすれ違いがあるように思います。マイノリティや被差別的な属性の当事者が積み重ねてきた背景と、医療従事者が積み重ねてきた背景は、社会の中で生きているという意味では地続きのはずなのに、しかしどこかで分断されているような気がするのです。

各々の生きる背景を繋《つな》げる言葉が必要だと感じ、書き始めたのが本書です。私が今まで仕事や私生活で出会ってきた人達や私自身の、それぞれの日常の背景にある、大きな枠組みとしての社会や思考の傾向を整理したり、当事者と医療の絡まり合った関係性をほぐしたりしつつ、社会から排除されやすい属性を持つ人々と医療の距離をどうにか近付けることができないか、どうしたら医療の中で、傷付ける人／傷付けられる人の関係性が成立してしまう事態を止められるのか、と考えながら執筆を進めました。

本書では、「セクシュアルマイノリティ」「性風俗」「院内暴力」「子どもを愛せない」「医療不信」「生活保護」「依存症」「性暴力」「医療従事者」の九つのテーマに焦点を当て、マイノリティや貧困、差別に対して、医療従事者がどう向き合うべきかを論じます。どのテーマも、私自身が当事者であったり、当事者に近い立場として、日常を共にしてきた存在です。

いずれの章も、私や私の周囲の人達のエピソードに、裏付けとなるデータや考察を加える構成としました。「当事者にとって共感的でありつつ、医療に対して啓発的な役割を果たせる言説」を目的とし、一般の方が読んでも、医療の専門職が読んでも違和感のない書籍を目指しています。基本的には章ごとに内容を完結させているので、どの章から読んでいただいても大丈夫ですが、ところどころ、特に私自身の経験に関しては章同士がリンクする部分もあるので、可能であれば最初から読んでいただけると嬉しく思います。

また本書は、身体的暴力や性暴力に関する記述等、何かしらの被害経験を持つ当事者にフラッシュバックを引き起こす可能性のあるエピソードの記述が多数存在します。読んでいて辛くなった場合には、決して無理をして読み進めることなく、どうか心と身体を休めていただくようお願い致します。

本書の執筆にあたり、病院のエピソードに関しては患者の個人情報の守秘義務上、疾患、背景、シチュエーションなど、個人特定に繋がらない程度まで脚色、改変しています。予めご了承ください。

医療の外れで　目次

4章　千春の愛情は不器用で脆くて儚くて

――自分の子どもを愛せない患者さん

5章　「看護師が母を殺した」と信じたい、高野さんの息子

——医療不信の患者さん

1章 浩はどうして死んだのか

——セクシュアルマイノリティの患者さん

突然告げられた恋人の死

「あのさ、聞いて。浩くん、亡くなったの」

　ゲイの友人である晴樹（仮名）が開口一番に恋人の死を告げた時、私は驚きのあまり、あやうく手に持っていた缶ビールを落とすところでした。

「病気だったんだって。突然連絡取れなくなったから飽きられちゃったのかなって思ってたんだよね。前に一回だけ会った浩くんの大学の友達、付き合ってるとは知らない人ね、その人が葬儀あるってＬＩＮＥくれて、葬儀？　は？　みたいな。俺達が付き合ってるって知ってる人っていないじゃん？　共通の知り合いみたいなのいないし、親にもカミングアウトしてないし、っていうかそろそろ話さなきゃねって、言ってたとこだったのに……」

　亡くなった？　どういうこと？　なんで？　と頭の中に幾多の疑問符を浮かべながら、ワンルームの晴樹の部屋、先月私が「ふたりで住むには狭くない？」と言った時に「狭い方が良くない!?　まあここは男ふたり暮らしだめなんだけどね！」と勢い良く言った浩さんが正にその瞬間に座っていたクッションが視界に入りました。あの時のふたりの笑顔と目の前の晴樹の泣きそうな顔のあまりの乖離《かいり》に、私はパニックになりかけながら、何をどう考えたら良いのか、どんな言葉を晴樹にかけるのが今の正解なのだろうかと考えながら、何も言えずにひたすら呆然としていました。

私と晴樹は、6年ほど前に渋谷のカフェで知り合いました。私の通っていた大学が広尾にあったので、時間潰しのために渋谷のカフェに行くことが多く、席の広さと静かさからよく訪れていたカフェの店員さんが晴樹でした。「お仕事場が近いんですか」「いえ学生で、広尾なので」、「これからどちらへ」「飲み会です、ここに来るのはいつも飲み会の前なんです」そんな、他愛のない会話に始まり徐々に意気投合して、店を訪れる度に互いのことを話すようになり、知り合って3カ月ほど経った頃に、よかったら飲みに行こうと誘われました。一緒に渋谷の居酒屋に行った時、「実はゲイなんだよね」と、さらりと、でもどこか意を決したように言われたことを今でも覚えています。元々セクシュアルマイノリティの知人友人が多い私の方は特に驚く気持ちもなく、なんだか決意をさせて、気を遣わせてごめんよ、と思いながら、「話してくれて嬉しい」と伝え、その後月に一度くらいのペースで飲みに行く関係になりました。

何気ない冗談話にも心を痛めて

一緒に過ごす中で晴樹はよく、「お客さんがホモネタで盛り上がってるの聞いて怖くなっちゃって」「ゲイなのって店に言った方が良いのかな？　言ったらクビかな？」という話をしていました。彼はゲイであることを周囲に、特に職場に知られることを常に恐れており、ゲイなのは誰が知っているのかと私が訊いた時、「二丁目（新宿二丁目、国内最大のゲイタウン）の人とえりだけ」と話していました。私は晴樹が同性愛者だと話してくれたことよりも、彼が職場にも家族にも友人にも、「自分の愛する人の性別について」という大きな秘密を持ち続けていることの方にずっと驚きました。彼が日常における、周囲としては何気ない、「彼女作らないの？」という質問や、友人同士の「お前ホモかよ」という冗談話にいつも黙って心を痛めていることがたまらなく悲しく、なぜ私の大切な友人がそんな思いをしなければいけないのかと怒りすら湧きました。

晴樹と知り合って1年ほどで紹介されたのが浩さんでした。男性同性愛者向けのマッチングアプリで知り合ったと嬉しそうに話す晴樹。毎月のように会っているにもかかわらず誰かを私に紹介してくれたのはそれが初めてで、私にとってはそれがとても嬉しかった。私も晴樹も、酒が入ろうが入るまいが永遠にやかましく喋り続けているタイプなのですが、一方浩さんは私達の話の聞き役に回ることが多く、タイプは違うけれどなんとなく波長の合う相手として、今まで私と晴樹がふたりで会っていた時間には、時折浩さんが加わるようになりました。

男友達というには親密すぎるふたり

ゲイであることを徹底的に周囲に隠している晴樹は「外だと人の目が気になる」と、家で過ごす時間を好みました。確かに、ふたりとも背が高く、人目を惹く容姿をしていたこともあり、「男友達というには親密すぎるふたり」の構図は客観的に見れば目立つものだったでしょう。その意味では、「人の目が気になる」という言葉は間違っていませんでしたが、私は晴樹のその言葉の中に、ゲイなんじゃないの？　と誰かに嘲笑われるのが嫌とか、知り合いにばったり会ってしまうのが恐いとか、そういった気持ちを多分に感じていました。おそらく浩さんも同じことを感じていたと思います。3人で過ごす時は晴樹の家に私と浩さんがお酒を持ち込んで、とりとめのないことをだらだらと喋るのが常でした。

晴樹と比べると、浩さんの方は周囲にセクシュアリティをいくらかオープンにしているようで、親や職場には知らせていないけれど、友人の中にはゲイだと知っている人もいると話していました。晴樹のように「ゲイだからこんなことが辛い」という話をすることはなく、というよりはセクシュアリティを話題にすること自体がほとんどなく、一度だけ言っていた、「男が好きっていうか、晴樹のこと好きなだけだから」という言葉にひたすら晴樹が照れているのは、微笑ましくて、ああ本当に大好きなんだなあと、羨ましくもなりました。

そしてその2年後に起きたことが、晴樹が一度しか会ったことのない他人を通じて知らされた、浩さんの葬儀の連絡でした。晴樹も私も、浩さんが何かしらの疾患を持っていたなんていう話は本人から聞いておらず、具合の悪そうな様子も見かけたことがありませんでした。晴樹は、連絡をくれた浩さんの友人に、何の病気だったのかとＬＩＮＥで訊きましたが、その友人も詳細は知らないとのことでした。

「友達です、みたいな顔して親御さんの顔見なきゃいけないなんて無理だと思う」と晴樹は葬儀に行くべきか迷っていましたが、一本の連絡だけでは本当に死んだなんて信じられないから、ちゃんと自分の目で知った方がいい、葬儀なんて何かの冗談だったなら尚更いい、という結論に達し、葬儀に参列しました。看護師として働きはじめていた私は葬儀の日が運悪く日深夜勤（朝8時から翌日朝10時まで職場に拘束される勤務）の日だったため、仕事が終わってふらふらする身体で晴樹の家に向かいました。やけになってお酒を飲んで急性アルコール中毒で倒れていたらどうしよう、万が一後を追って死のうとしていたらどうしようと思いながら到着した家で晴樹がドアを開けてくれた時、彼が立って歩いていることにほっとしました。と同時に、泣き腫らした目が、浩さんが死んだのは事実なのだと、「何かの冗談だったら」という空しい願いが叶わなかったことを語っていました。

この文章を書いている2019年11月現在、浩さんの死から3年が経ちます。晴樹はあの出来事の直後、憔悴《しょうすい》のあまりカフェの店員を辞めて引き籠っていましたが、最近どうにか立ち直り、引っ越しをして、新しい仕事を見つけて社会に復帰しています。

受診のハードルを上げていたかもしれない

ＬＧＢＴ、セクシュアルマイノリティ、といった言葉をメディア上で目にする度、私は当時のことを考えます。共通の友人が少なく、親族への紹介もしていない、閉じた関係性の中で晴樹と浩さんの間に起きたことは、ＳＮＳやアプリなどで出会いの場が広がった現代では異性愛者の間でも十分起こり得る出来事で、誰もが経験する可能性のあることです。そう分かってはいても心のどこかでこのように思わざるをえません。もしも彼らが「普通の」男女の関係だったら、浩さんの死が避けられないものだったとしても、生きている間に人の目を気にせずもっと豊かな時間を過ごせたのではないか。もしも彼らが親に関係性を打ち明けることを躊躇わずにいられれば、避けられない死だったとしてもせめて臨終に立ち会えたのではないか。それができなくとも家族から直接葬儀の連絡を受けられたのではないか、病気の詳細も訊けたのではないか。もしも彼らが一緒に住むことができていれば、病気に早く気付いて病院への受診を促せたのではないか。もしも……。

やり場の無い悲しさと悔しさは私の思考を、どうしようもなく不穏な想像へと踏み込ませます。男性同性愛者の自殺企図率は、男性異性愛者の自殺企図率の6倍です[*1]。あんなに元気そうだったのに、本当に、本当に病気だったのか。私達に見せなかっただけでもしかしたら心の底にはとてつもない悲しみを抱えていて、何かの拍子にそれが爆発してしまったのではないかなどと考えては胃がよじれ、息ができなくなるような感覚に襲われます。また、浩さんが本当に病気だったと信じたとしても、職場の飲み会で「〇〇科のあの先生ゲイっぽくない？」と看護師同士の面白半分の噂話を耳にする度、あるいは「入院した患者の同性のパートナーがＩＣＵでの面会を断られた」という話題がインターネットに上る度、現在の医療が同性愛者の病院受診のハードルを上げていて、それが彼の生死に影響してしまったのではないかと思ってしまう。彼が不調を感じた時に気軽に病院に行ける状況ではなかったこと、つまり私が一員となっている医療の環境自体が、もしかしたら彼の命をこの世から締め出したのではないかと考え、手が震え、顔から血の気が引いていくのを感じながら、どうしたら良いのか分からなくなります。

浩さんが死んだこと自体は今さらどうにもならないし、死んだ原因すらよく分からない。浩さんの死因は彼がゲイだったことと関係があるかもしれないし、ないかもしれない。それでも、永遠に叶わない「もしも」と、絶対に正解の出ない「もしかしたら」をこの3年間抱えてきた中で、私の大切な友人達を無自覚に傷付ける風潮が私の身近にあることが苦しくて、どうしても許せないのです。

言葉を放った方の無自覚、放たれた方の傷付き

ＬＧＢＴ（レズビアン、ゲイ、バイセクシュアル、トランスジェンダーの頭文字を取った言葉。この四

つに限らず、あらゆるセクシュアリティを包括する言葉としても使用される）、セクシュアルマイノリティへの理解について、電通が2015年に行った調査では、約13人に1人がセクシュアルマイノリティという結果が出ています。[*2] 近年ではLGBTを公にするタレントが活躍し、研修に力を入れる一般企業も増えてきましたが、義務教育の段階からセクシュアルマジョリティが前提の風潮の中で生活をしてきた多くの人々にとっては、すぐ隣にいる相手に対し「見た目の性別と心の性別が違うかもしれない」「好きになる性別が異性ではないかもしれない」と予想することは難しいのが現状ではないかと思います。想像力の至らない、無意識レベルの思い込みが言葉の端々に現れることが、当事者が「実は自分は」と言い出せない空気感に繋がり、マジョリティの人々にとって彼ら彼女らは不可視化され、セクシュアルマイノリティはテレビの中にいるだけの、日常で出会うことのない人となってしまう。そしてまた日常において、「心と体の性別が一致した異性愛者」が人間の本来の姿かのように語られ、さらにマイノリティ側が口を噤《つぐ》まざるを得ない状況が続いていく。明らかな悪意のある誰かがいるわけではないのに傷付く人間が存在し続ける悪循環を、確かに感じます。

以前晴樹に、どうして私にゲイであることを教えてくれたのかと訊いたことがあります。晴樹は少し考えた後に、「えりが、うちのお店出る時に『恋人とこれから会う』って言ってたから。普通『彼氏』って言うじゃん。だからもしかしてって思って」と話していました。実のところ、当時付き合っていたのは男性で、意識して「恋人」という言葉を使った覚えはなく、おそらく直近に読んだ小説か、身近な誰かが使っていた表現に影響されていたのだと思います。もし私がその時に、「彼氏」という表現を使うことに何の違和感も持っていなければ、そしてそのまま晴樹に「彼氏」と言っていたら、それだけで彼にとって私は「同性愛者であることを話さない方が良い、距離を置いた方が良い相手」になってしまっていたのかと思うと何ともやるせない気持ちになります。性別に関する言葉の数々がどれだけ私の無意識の中に刷り込まれているか、言葉を放った方の無自覚と、放たれた方の傷付きの差があまりにも大きすぎるのではないか、私は今まで無自覚のうちに、誰をどれだけ傷付けてきたのだろうかと恐ろしくなりました。

「問診票の性別欄が男女しかなくて困る」

看護師資格を取得し医療現場に入ってから、その恐ろしさはますます膨らんでいきました。セクシュアルマイノリティに限らず、患者さんが医療従事者の一言で戸惑い、悩み、病院受診を躊躇うことすら実際にある現状、そしてその躊躇いが患者の生死に直結する事実を目の当たりにする度、何でもないような質問のひとつですら、私が発する言葉は正しいのか、配慮に欠けていないか、暴力になっていないかと、言葉に詰まります。

レズビアンの友人から唐突に「産婦人科にいるんだけど、問診票に性交経験はありますかって書いてあるんだけど、女同士ってカウントされる?」という連絡がきたことがあります。なぜ産婦人科にいるのかも知らないのにそんなことを訊かれても私に分かる訳がなく、その産婦人科のスタッフに訊けば良いじゃないかと思ったのですが、別のレズビアンの友人が知人の医師から「女同士のセックスってどんな感じ?」と不躾《ぶしつけ》な質問をされてとても不愉快だったと話していたことを思い出し、返信に迷いました。とはいえ彼女が持っている何かしらの症状と男女の性交が関係しているかどうか分かるのは専門医の領域なので、結局その友人には、女同士ならあると答えるよう促しました。後日彼女にその時のことを訊くと、「先生は、ふーんって感じだった」とのことで、少なくとも彼女が嫌な思いをせずに診察を終えられたことに私は安堵《あんど》しました。それでもセクシュアルマイノリティの当事者から、「恋人の入院の書類書く時の私の関係性って『友人』で大丈夫?」「パートナーの手術の同意書へのサインを許可されなかった」「問診票の性別欄が男女しかなくて迷う」といった病院での困りごとの話を聞けば聞くほど、本来誰もが適切な医療を受けられる状況にいなくてはいけないのに、普段医療従事者が当たり前に行っている男女かつ異性愛を前提とした切り分けが、その枠組みに当てはまらない人を暗黙のうちに医療から排除していることを感じます。

セクシュアルマイノリティの知人友人が多い理由

ＬＧＢＴ、セクシュアルマイノリティに関するキーワードとして「グラデーション」という捉え方があります。セクシュアリティを、「自認する性」「身体の性」「好きになる性」「表現する（衣服などで装う）性」の四つの要素に分け、四つの要素それぞれの両端を男性、女性とした中で自分がどの位置にいるかを考える、というものです。自分が思う性別や好きになる相手の性別は男女いずれかに切り分けられるものではなく、その時々によって変化しうる、流動的なものだという前提に立っています。[*3]

私にセクシュアルマイノリティの知人友人が多い理由は、実は私自身がおそらくバイセクシュアルで、女性と付き合っていた時期があるからに他なりません。とはいえ私自身は、高校生の頃から偶然にもレズビアンの友人がいたことから、女性を好きになる自分を受け入れることにほとんど抵抗がなく、セクシュアリティそのものが何かしらの悩みに繋がる場面は滅多にありませんでした。というよりも、幼少期の事情（詳細は別の章で記述します）により自分を嫌う感情がひどく大きく、その自己否定感が私に好意を向けてくれる人にまで嫌悪感を抱いてしまう状況に繋がっていたことから、男だろうが女だろうが誰と付き合っても長続きしない、セクシュアリティ以前の私自身の人格の問題と向き合うことで精一杯で、「私は誰を好きなのか」について考える余裕がなかったと言った方が正確でしょう。なので、20歳頃の私はシスジェンダー（身体の性と自認する性が一致している）・ヘテロセクシュアル（自認した性と好きになる性が異なる）を前提とした世間の風潮にさしたる違和感を覚えることもなく、「どうせ私なんかあらゆる面で普通ではないのだから」と、自分以外の当事者がいる問題すらも自分の中で矮小化し、考えないようにしてやり過ごしていました。

当時、私がセクシュアルマイノリティの当事者と出会う機会が多かったのは、歌舞伎町や新宿ゴールデン街、新宿二丁目といった夜の街です。私が足を運んでいた店の多くでは、どんなセクシュアリティでも否定されない懐の広さがあり、目の前の相手がどんなセクシュアリティなのか、例えば女性の服装をする男性、あるいは男性の服装をする女性に「結局心は男なの？　女なの？」といった質問をすること自体が野暮とされる雰囲気がありました。私自身は、身体の性と自認する性はいずれも女性なのですが、好きになる相手に関しては男性とも女性ともつかない、そんなことを誰かに訊かれても困ってしまう立場なので、「どちらでもいいや」と思わせてくれる夜の街は居心地が良く、あたたかみを感じる空間でした。そして昼間の世界で教わる患者さんの姿というものと、夜の世界で出逢う彼ら彼女らの生活が私の中でうまく結び付かず、夜が来る度にお酒を飲みながら、この人達も生活者なのだと、生活者である以上、医療との関わりがまるで無いなんてそんなことはあり得ないのだという当たり前の事実に、目を向けることがなかなかできずにいました。

そんな中でも少しずつ、トランスジェンダーがGID（Gender Identity Disorder 性同一性障害）として医学の枠組みに入ること[*4]、性別適合手術を受けなければ戸籍が変えられないこと、同性というだけでパートナーの手術の同意書も書けず、看取りすらできないことなど、セクシュアルマイノリティの当事者が医療の中で不利益を被っている現状を知り、私がこれから出ていく医療の世界で、私が今まで出逢ってきた人達が本来不要な傷付きを受けなければいけないなんて、そんなのあんまりじゃないかと悲しくなったことを今もよく覚えています。

バイセクシュアルの当事者として、看護師として

セクシュアルマイノリティの当事者が医療機関で経験する不利益は、「ご結婚は？」という医療従事者の些細な（つもりの）一言への返答の躊躇いや、問診票の性別欄、病室の男女

分けのほか、パートナーの手術の同意書のサインができない、救急搬送時の第一連絡先になれない、性別適合手術を受けることのできる病院が日本には非常に少ない等、多岐にわたります。医療従事者側の配慮で改善できることもあれば、病院のシステム全体に関わることも、またホルモン投与中の他科受診のように、医学的な専門性をもった対応が必須となることもあります。規模も指示統率も病院ごとにバラバラな中で統一した配慮を、と何かしらの提案をするのは難しい面がありますが、大前提として誰もが「個として存在する人間である」と理解するのが第一歩ではないかと私は考えます。

以前、医療従事者の知人達に上記の話をした際、「病院の人的リソースから見れば、個別性以前に業務を回すことで精一杯で、そこで配慮しろというのは特別扱いではないか」といった返答をされました。

セクシュアルマイノリティであることは本人の意志とは無関係な事象であり、それによって医療の設けた基準に「乗れない」ことは、当事者本人の責任ではありません。医療へのアクセスがマイナススタートになっている属性の人間を本来のアクセスレベルに押し上げるための医療従事者側の配慮は、医療格差の是正であり、決して特別扱いと呼ぶべきものではないと私は考えます。

正直なところ、平時から崩壊し、現場の人間の過重労働によって成り立っている医療現場では、統一された基準に従い、患者さんを業務的に「処理」していくことで精一杯な面はよく分かります。そこに「乗れない」患者さんのことまで考えていられない、と言いたくなる気持ちも理解できなくはありません。しかし、医療現場の多忙さや疲弊は病院経営や診療報酬制度といった事情による問題ですから、当事者を排除する理由としては成立しないはずなのです。

医療従事者に必要な態度とは、目の前の相手が自分の性についてどう思っていても、誰を好きでいても絶対に否定しないことではないでしょうか。実感として理解ができなくともひとまず「そうなんだ」と受け入れてみることが想像力の幅を広げる力に繋がると考えていますし、現実的な医療現場での対策は、そういった想像力の基盤の上に、さらに都度当事者の言葉に耳を傾け続けることでようやく成立するものだと私は考えます。私は、セクシュアルマジョリティが跋扈《ばっこ》している医療業界においても、自分自身の性別や恋愛対象を他者のそれと同一視しない想像力と、その想像力に基づく人間としての関係が医療者―患者間に築けることを信じたい。

バイセクシュアルの当事者として、そして看護師として、セクシュアルマイノリティが、病院受診もままならない、閉じたコミュニティの中でのみ成立する存在にならないことを私は願っています。そしてその願いが、医療の中にいる誰かの良心に届くことを、心から祈っています。

＊1　石田仁『はじめて学ぶＬＧＢＴ　基礎からトレンドまで』ナツメ社、２０１９年

＊2　電通は２０１５年、約７万名のモニタ型調査でセクシュアルマイノリティの割合が７・６％であったと発表した。また２０１６年に、博報堂ＤＹグループが約９万名を対象としたモニタ型調査で性的マイノリティの割合を８・０％と、同年日本労働組合総連合会が１０００名のモニタ型調査でＬＧＢＴ等（性的マイノリティ）当事者は８・０％と発表。いずれもインターネットの調査会社のモニタを利用しているためサンプルの偏りが否定できず、「日本の人口に対するＬＧＢＴ比率が７～８％」とは断言できない状況である。セクシュアルマイノリティの割合に関する通説は、当事者が自身のセクシュアリティを答える必要があることから、国や世代、文化背景により大きなばらつきがあり、統計データ算出の限界が指摘されている。

＊3　薬師実芳・笹原千奈未・古堂達也・小川奈津己『ＬＧＢＴってなんだろう？　自認する性・からだの性・好きになる性・表現する性』合同出版、２０１４年

＊4　日本精神神経学会 性同一性障害に関する委員会「性同一性障害に関する診断と治療のガイドライン（第４版改）」２０１８年

2章 医療が果歩を無視できない理由

——性風俗産業で働く患者さん

注：本章では、「性風俗産業に従事する人」を、風俗関連法規内の「性風俗関連特殊営業」に基づき、男性向けの性的サービスを行う店舗型・無店舗性型風俗店に勤務する女性、あるいは女性として勤務しているトランスジェンダー・トランスヴェスタイトと定義して記述します。男性から男性への性的サービス、女性から女性への性的サービス、男性から女性への性的サービスを行う業態については、筆者個人にごく限られた知識しかなく、語れる状態ではないと考え今回は触れていません。ご了承ください。

鳥籠に入れられて生きるよりマシ

「私ね、風俗の仕事大っ嫌いなの。でも誰かに囲われて、鳥籠に入れられて生きるくらいなら、誰に何言われたって今の方がマシ。だからこれからも風俗嬢だよ」

果歩（仮名）は新宿ゴールデン街の、200軒以上の飲み屋がひしめき合う中でも特に奥まった、お酒と煙草の匂いが染みついた小さな店で、そう話しました。

新宿のデリバリーヘルスで働く果歩と知り合ったのは私が22歳の時で、当時果歩は20歳でした。元々Twitter上で相互フォローだった果歩は、私が新宿ゴールデン街で飲んでいる写真をアップした数分後に、「ちょうどゴールデン街にいるんですけど、会いませんか？」とダイレクトメッセージをくれました。私が性風俗産業で働く女性のセカンドキャリアを支援する会社でのインターンシップ経験をWeb上で書いた記事を読んだのが、声をかけたきっかけだと話していました。「なんか、別に理由はないけど気が合いそうだと思ったんだよね」という彼女の言葉通り、私と果歩はすぐに仲良くなりました。

当時私は大学生の傍ら、水商売をしていました。私と果歩は、互いに自分の店を終えてから、深夜のゴールデン街で互いの気に入らない客の悪口を言いながら、時折店主にやかましいと叱られつつ、焼酎のお茶割りやハイボールを呷《あお》る日々を過ごしていました。私は大学卒業と同時にインターンシップや水商売からも卒業しましたが、看護師になってからもさほど話題が変わることはなく、恋愛や他人のゴシップ、永遠に止まらない仕事の愚痴に興じる時間はまるで生産性がなくて、そんなところが私は好きで、今も相変わらずふたりでよく飲みます。

感情の起伏が激しく、よく笑いよく泣く果歩から、知り合って3年以上が経ったある日「おく前の業界のクソ医者どうなってんだよ！」と会うなり大声で言われました。驚いて話を聞くと、在籍している店で月一回の性感染症検査が推奨されているため、3カ月続けて家の近所の同じ産婦人科に行ったところ、「なんでそんなによく来るの？」と訊かれた、との話でした。今後も通おうと思っていたことから、性風俗で働いていると正直に話したら、その医師に「そんな仕事してる人を診るためにやってるわけじゃないんだよね」と言われた、と。

「そんな仕事って何なの。患者になら何言ってもいいわけ？　お前の城にそんな仕事のあたしが踏み込んですいませんでしたね。もう二度と行かないって感じ。ってか、あんた達の業界ってなんかこう、すっごいむき出しだよね、あの時の梅毒のやつだってさ」

果歩が「梅毒のやつ」と言っていたのは、日本における急激な梅毒患者数の増加[*1]への啓発として、2018年12月に講談社「コミックDAYS」編集部が自社のWebサイトで、産婦人科をテーマとした漫画『コウノドリ』の、風俗嬢から梅毒の感染を受けた男性が妊娠中の妻にも梅毒を感染させるというエピソードを期間限定で無料公開したこと[*2]、それを受けて医療従事者がSNSで「風俗に行ったら性感染症の検査を」「風俗嬢が全員性病検査をしていると思うな」という文面で啓発を行っていたことを指していました。

不意打ちで言われたらさすがに傷付くよ

医療従事者の、性風俗で働く人達をまるで病原菌か何かのように扱う啓発の直後に激怒していたのはむしろ私で、そんな風に性風俗が話題になっていること自体、果歩は私から聞かなければ知らなかったはずでした。果歩はその時には「お医者さんなんてあたし達のこと嫌いに決まってるじゃん」と笑いながら言っていたのですが、結局、彼女自身が生身で、医療従事者の偏見を引き受ける結果となってしまった。私は愕然《がくぜん》としました。果歩は話し始めてすぐに、「えりのせいじゃないのに言い方悪かったね、ごめん」と落ち着きを取り戻しましたが、後に続いた「えりはそんな業界でよくやってるよね。えりの話聞く度、昼職の人なんてそんなもんでしょって思ってたし、偏見込みで金稼いでるんだからって思ってたけど、不意打ちであんなこと言われたら、さすがに傷付くよ」という言葉に、尚更返答に詰まりました。

そして果歩が続けて放った言葉が、「私ね、風俗の仕事大っ嫌いなの。でも誰かに囲われて、鳥籠に入れられて生きるくらいなら、誰に何言われたって今の方がマシ。だからこれからも風俗嬢だよ」という覚悟でした。

その表現は、やや唐突でありつつ、どうしようもなく頭にこびりつくもので、孤高で美しいようで、でも私には、心から素晴らしいものだとは思えませんでした。「誰かに囲われる」の中には会社組織への所属や婚姻制度への拒否（彼女はそういった話をよくしていました）も含まれていたのかもしれません。親の虐待から逃げて東京に来て、性風俗店の寮で18歳から生活していた果歩が今の生き方を「自分を苦しめてきた何かよりはマシ」と思えること自体は、人生の肯定といえるものなのだと思います。それでも彼女が自身の生活を肯定する文脈に、「たとえ医療が受けられなくても」という不文律が入っていることを、私は自分が医療従事者だからこそ、受け入れたくなくて、どんな生き方を選ぶ中でも、「必要な医療が受けられなくても良い」と思われてしまうなんて、私が嫌だな、と感じました。看護師である私にとって、医療は誰でも、どんな状況でも受けられるものでなくてはいけないのです。

医療を受けに行ったのに説教される理不尽

性風俗産業で働く人達から、「性病検査に行ったら『そんな仕事するな』と説教された」という話を聞く機会は少なからずあります。性風俗で働くシングルマザーの友人が子どもを健診に連れていった際、医師に風俗嬢だと話したら子どもを虐待しているのではないかと疑われ、「もう病院には行かない。怖くて行けない」と泣いていたのを受けて、次の健診に看護師として付き添ったこともあります。彼女達の話を聞く度に、なぜ風俗嬢というだけで医療の平等から排除されなければいけないのかと、腹立たしい気持ちは着実に積み上がっていきます。

しかしその一方で、「医療従事者自身が性風俗で働く人々と日常の中で出会う機会を持たないが故に、性風俗産業自体が、どこか別の世界の話であるように思えてしまうのではないか」とも想像します。実感を持てない遠い世界の存在としか認識できないのであれば、実在の人間としての対応ができないのも理解できます。

梅毒の話でいえば、性風俗産業に従事する女性が梅毒増加の要因となっているかどうかに関しては疫学的に明らかではありませんが、私自身は、可能性としては十分に有り得ると考えています。梅毒に限らず、現在の性風俗産業の構造が性感染症リスクと隣り合わせであることは確かです[*3]。だからこそ医療従事者が梅毒啓発の件で、当事者に負の感情をもたらし、検査が必要な層にアプローチできない文面を投げつけたのは、公衆衛生活動における初歩的なミスだといえるでしょう。医療を行うための基礎として、性風俗産業の基本的な知識を我々は無視できないはずだと、私は感じます。

性風俗産業の現状

日本では売春防止法のもと、金銭のやり取りが発生する性器性交は禁止されています（ソープランドは法的には「風呂屋に行ったら偶然女性がいて偶然その場でお互い恋に落ちて自由恋愛のもとセックスをした」という建前を持つ、グレーゾーンな扱いとなっています）。[*4] ですが実際のところ、性風俗と性感染症は切り離せない関係にあります。なぜ性器性交がない筈なのに性感染症が問題となるのでしょうか。

ひとつは、性風俗店で行われる新人講習で、体液や粘膜接触を伴う素股（女性の股に男性器を挟む疑似性交行為）が教えられており、挿入行為はなくとも体液との接触が避けられないこと、もうひとつは、多くの性風俗店が生フェラ（コンドームを使用しないオーラルセックス）を当たり前に指導していることが挙げられるように思います。性感染症のリスクは従事する女性と客の両方の影響を受けるものなので、性感染症予防対策は互いがいつでも誰とでも行う意識が必要ですが、一般教養としての性感染症の知識が広まっていない上、「生」＝コンドーム無しでの接触に価値があるとする客側のニーズから、経営側の指導が全く行き届いておらず、結果として働いている女性が性感染症リスクに晒されているのが日本の性風俗産業の現状です。

その中で、在籍する女性に対して産婦人科での性感染症検査や自己検査キットでの検査を義務付けている性風俗店もありますが、一方で病院受診のハードルを医療従事者自身が上げ、医療から当事者を排除している面に関しては先述の通りです。私個人が友人から聞いた話だけでなく、性風俗産業に従事する当事者グループが研究者、支援者と共同で執筆した『セックスワーク・スタディーズ』（日本評論社）という書籍[*3]でも、医療従事者によって性風俗産業へのスティグマが強化されている現状が書かれています。

「本番強要」という問題

さらに医療と関連の深い項目として、性風俗産業の中で発生する強制性交等罪があります。性器性交、性器挿入のことを性風俗業界では「本番」と呼びますが、そこには、「本番強要」という問題があります。

先述の通り、金銭の授受を伴う性器性交は（ソープランド以外では）法律で禁止されています。店の中に本番行為を行う女性店員がいると、客が他の女性を指名した際に「○○ちゃんは本番させてくれたのに」と強要し、トラブルを生む可能性があるため、店から在籍女性に対しても本番行為の禁止は厳しく言い渡されています。しかし客の中には禁止されていることを知りながらしつこく本番をせがむ者や力ずくで挿入行為を行おうとする者もおり、2018年には群馬県で、ホテルに派遣された無店舗型性風俗店勤務の女性が、本番行為を断ったことで客の男性に切り付けられる事件が起きました。[*5]

本人の同意のない性器挿入行為は、店や業界のルールに違反しているだけでなく、強制性交等罪に該当します。外傷が生じた場合には、強制性交等致死傷罪としてさらに重い犯罪となります。

日本では、性暴力被害に対するワンストップセンターの拡大と共に、性暴力被害者の支援を専門とする看護師（性暴力被害者支援看護職・通称SANE）の養成が行われており、性暴力に対する関心は今後も高まっていくと思われますが、性風俗産業に従事する人が暴力被害に遭った際に適切に対応できる現場の人間がどれだけいるのか、私は懐疑的です。「風俗嬢なのにレイプに遭った……?」と首を傾《かし》げる医療従事者の方が、圧倒的に多いのではないでしょうか。

危険に晒される風俗女性

以前、救急医の友人から、「風俗の女性が客に酒の瓶で殴られたって来たんだけど、どういうことなの？　どうなってるの？　なんでスタッフの男の人普通に付き添ってるの？　殴られる前にどうにかしないの？」と訊かれたことがあります。

法律上、パチンコや水商売、性風俗は全て「風俗営業法」の中にあります。一般に「風俗」と呼ばれる、女性店員が男性の客に性的なサービスをする仕事はその中で「性風俗関連特殊営業」に該当し、営業のためには届け出が必要です。

『警察白書』、及び大手の広告事業を基に算出した性風俗店数から推計する風俗嬢の人数は、現在日本に約30万人というデータがあります。[*6] 性風俗業界での平均就労年数（とはいえ性風俗業界は1日だけ〜何十年も働く人もいるので上下共にバイアスが大きい）は約10年。この値から考えると日本の女性の4％前後は性風俗で働いた経験を持っている、言いかえれば、女性の20〜30人にひとりは性風俗産業で働いている（あるいは働いた経験がある）可能性があるということになります。

性風俗店には大きく分けて、店舗型と無店舗型があります。[*3] 店舗型は多くの方が歓楽街などで見たことのある、ソープランドやファッションヘルスといった形態となります。一方無店舗型は、事務所（多くは雑居ビルなどの一室）でスタッフが客からの電話を受け、客が指定した自宅やホテルに女性店員を派遣するもので、主にデリバリーヘルスと呼ばれます。

1999年の風営法改正に伴い、店舗型性風俗店は建築基準や営業時間などの制限が厳しくなり減少しました。それに伴い、比較的規制が緩い無店舗型性風俗店は今も増加傾向にあります。現在の性風俗店の約7割はこの無店舗型性風俗店です。

2018年に群馬県のホテルで客の男に切り付けられたのは、デリバリーヘルス勤務の女性でした。前年、池袋のホテルでも、デリバリーヘルス勤務の女性が客の男に殴られ、現金を強奪される事件が起きています。[*7]

店舗型性風俗店では、呼べば届く距離に男性スタッフがいますが、無店舗型はそうではありません。客が先にホテルに入っている、もしくは客の自宅に行く業態では暴力や盗撮といった事態が後を絶たず、働いている女性が常に危険に晒されているのが現状です。さらに昨今のラブホテルのドアは手動ロックではなく、部屋に入った途端に鍵が自動でロックされ、部屋の入り口に設置されている会計システムにお金を入れて会計を済まさなければ開錠されないシステムとなっています。被害に遭いそうになってもすぐに逃げられない状況が作られていることも、被害を増やす要因のひとつになっていると考えられます。

救急医の友人にこの話をすると唖然としていました。「客がやばい人で、刃物とか持ってたら殺されるよね？　スタッフさんに連絡するスマホ取り上げられたり壊されたりしたら終わりじゃない？　そんなに怖い思いをした後での受診だったなんて……よく分からなくて縫合だけして帰しちゃった。知っていれば精神科コンサルとか、警察呼ぶとか、できたはずなのに」という言葉が出てきたことにはほっとしましたが、「そんな場所で働いてるなんて可哀想だよね。好きでもない男とセックスしてさ。セックスは愛してる人として欲しい。いや好きでその仕事してるなら別にいいんだけど」という言葉が続いたことに、私は違和感を覚えました。

性風俗産業が社会のセーフティネット？

私自身は大学生の頃、キャバクラでの勤務を転々とし、その後スナックとクラブの間のような店で、水商売の女性として働いていました。水商売は、性風俗とは仕事内容自体は全く異なり、客とふたりきりの密室になることや性感染症のリスクはありませんが、性風俗同様「夜の仕事」として扱われ、「異性の性的な欲求を金銭に換える」という意味でも、共通点の多い仕事です。雑誌などの影響で水商売への偏見は減っている、と言われる面はありますが、業種の性質上、一般の仕事やアルバイトと同等の存在とはいえません。

性風俗にしろ水商売にしろ、「頭の悪い、股の緩い女」「ろくでもない女」というのが元々の世間一般の見方でした。しかし2014年頃より、NHKの「クローズアップ現代」で放送された「あしたが見えない～深刻化する〝若年女性〟の貧困～」や、ルポライターの鈴木大介の著作である『最貧困女子』（幻冬舎新書）をはじめ、女性の貧困に対する社会保障の敗北として性風俗産業が社会のセーフティネットになっていると指摘する報道が増加しました。そしてそれを受け、社会起業家や支援者と呼ばれる人達による「性風俗産業で働く女性は社会の貧困の被害者だ」という言説が目立つようになりました。COVID‐19、通称新型コロナウイルス感染症の大流行の際、厚生労働省から「新型コロナウイルス感染症による小学校休業等対応支援金支給要領」が発表された当初、不支給要件の中に、暴力団関係者と並んで水商売・性風俗産業従事者が入っていたことに対し、「シングルマザーや親の介護をしながら働いている人もいるのに」と批判が殺到し、後に不支給要件から除外された流れにも「夜の仕事をしている人は世の中の被害者」という風潮が見て取れました。そしてそこには常に、「プライドを持ってやっている人や好きでやっている人は別として」という留保がついているように感じました。

水商売や性風俗で働いていることを理由に国からの支援金を受け取れないなんて当然あってはならない、というのは大前提としつつも、一方、社会からの「嫌々働いているか、好きでやっているか」で当事者を分ける言説に、私は夜の仕事の当事者としての、強烈なジレンマを自覚します。

私は実家が裕福でなく、高校生の頃は、学費のかからない専門学校へ行って、できるだけお金をかけずに看護師資格を取って看護師として生活を安定させようと考えていました。ところが、高校の担任教師から「大学に行けると思う、受けてみるだけでも」と言われ、「ちょっといいな」と思う大学を試しに受けたら、その大学は莫大な授業料のかかる私立大学にもかかわらず、受かってしまい、受かってしまったら、大学に行きたいと、大学生になりたいと思ってしまいました。奨学金について調べ、学内の奨学金で成績と関係なく受けられるものもあると知り、日本学生支援機構の奨学金と合わせて頑張れば行ける筈だと甘い見通しのもとで入学しました。そして、学内の奨学金の選考に落ちたという通知を、入学後に受け取りました。

「被害者」と「自己責任」は何を境界にジャッジされるのか

落選の理由は書かれていませんでしたが、支援機構の奨学金を増やすのは恐ろしく、かといって、お金がないという理由で退学をするのも嫌で足を踏み入れたのが、水商売の世界でした。深夜まで働いて、朝から夕方までびっしりと埋まった授業をこなし、授業が終わるなり慌てて出勤していく姿は、想像すればするほど分かりやすく苦学生です。実際、いつも頭痛と眠気に悩まされ、親のお金で大学に通う人達を見て「なんでこんな思いしなきゃいけないんだろう」と感じる瞬間は、何度もありました。酔ったお客様に肩を抱かれるのもキスをせがまれるのも、プライベートの多くの時間をお客様との連絡に取られるのも苦痛でした。水商売に入った理由だけをみれば私は、大学教育から排除されかけて必死でもがいた「哀れな被害者」に見えるのだろうと思います。

しかし一方で、大学3年生までに必要分の金額は稼ぎ終えており、それでも大学卒業まで水商売を続けていた理由は、他のアルバイトに比べて割が良いというのもありましたし、夜の世界自体が私にとって魅力的なものでもあったからです。自分のお店が終わった後に日払いで貰えるその日の分の稼ぎを持って、歌舞伎町やゴールデン街といった歓楽街で遊ぶのは何より楽しかったし、看護実習中には家から2時間以上かかる病院（実習先は大学併設の病院とは限りませんでした）に始発で通うよりも、病院の近くのホテルに泊まりたかった。卒業旅行は海外に行ってみたかった。仕事の中で嫌なことは数えきれないくらいあっても、お客様から指名を受けた時の「選ばれた」喜びは決して偽物ではなかった。その部分において私が水商売を続けていたことはきっと「好きで、自己責任でやっている」と捉えられてしまうでしょう。

毎日毎日辛く悲しく生活を切り詰めて夜の仕事をする人は「被害者だから支援が必要」で、夜の仕事を楽しいと思ったら、或いは贅沢のために働いたら、「好きでやっているから自己責任」になるのでしょうか。「被害者」と「自己責任」は何を境界にジャッジされるのでしょうか。いつも嫌々働いているわけでもなければ、いつも楽しく働いているわけでもない、仕事の主体性なんて、ある時もあれば無い時もある、としか言いようがないのに。

性風俗従事者をめぐる言説の混乱

2019年11月、朝日新聞社が運営する「かがみよかがみ」というWebメディアの記事で、東京大学名誉教授である社会学者の上野千鶴子が「私がセックスワークや少女売春になぜ賛成できないかというと、『そのセックス、やってて楽しいの？　あなたにとって何なの？』と思っちゃうからなのよ。／自分の肉体と精神をどぶに捨てるようなことはしないほうがいいと思う」と語っていたことが、職業差別として、性風俗産業に従事する当事者を中心に強く批判されました。[*8]

元々当該記事は、楽しいセックスとは何か、セックスに何を求めるかといった「私生活の性行為における女性の欲望の主体性」について、上野氏が4人の20代女性と対談する、という内容でした。その中で、労働の一種であるセックスワーク＝性風俗産業とプライベートの中でのセックスが混同されており、「労働の主体性」と「充実した私生活のための主体性」という、本来一緒には語れないはずの事案が混ざっていました。

性風俗産業は、セックスという、個人の極めてプライベートな領域に介入する職種です。だからこそ、「私は好きな人にだけ性的な顔を見せたい」「私にとってセックスは崇高なコミュニケーションだ」「私はお金のために好きでもない人の前で裸になれない」という価値観を持つ多くの人にとって、性風俗産業で働く人達が「自分には絶対にできないことをやってのける、圧倒的に理解できない他者」となり、性的なものはロマンティックなものであって欲しい、愛情は高尚なものであって欲しいという願いや、心の奥底にある柔らかなアイデンティティを揺るがす脅威として認知される側面も、どこかで在るように思います。それは差別や偏見とは一蹴し難い、自分自身の存在を脅かし得る他者への本能的な拒絶だとも感じます。

しかし一方では「どんな職業でも差別してはいけない」というリベラル的な視点が、さらに「風俗嬢は被害者だ」という（自称）支援者達の声が上乗せされる現状がある。これでは性風俗産業に関する言説は当然混乱するでしょう。上野氏が、「性に関わる」というだけで、労働と私生活を同じ土俵で扱ってしまった失態（と私は考えています）にはそういった混乱が如実に表れているように感じましたし、それは先の文章で救急医の友人に言われた「好きでやってるんなら別にいいんだけど」という言葉や、「被害者か自己責任か」のどちらかの枠組みに性風俗を当て嵌《は》める、昨今の性風俗産業の扱いにも通じるのではないかと思います。

なにより安全が最優先されるべき

では性風俗産業について、社会の文脈で持ち出す時には何を基準にすれば良いのか。私はそこに「安全」を最優先事項として挙げます。どんな動機で、どんな状況で働いていても、当事者が性風俗の仕事を好きだと思っていても嫌いだと思っていても、まず日々の仕事が安全であること、誰かに脅迫されたり殴られたり切り付けられたりせず、性感染症をうつされることもなく安全に働けることは、誰がどんな目で性風俗を見ようとも、蔑《ないがし》ろにされてはならないことです。上述した無店舗型性風俗店の問題は、社会が性風俗を「是か非か」のみで捉え、「性風俗店なんて見たくないから」と店舗型性風俗店を過度に規制した結果として、当事者が心身の危険に晒されている現状です。性感染症リスクも含め、医療も無関心ではいられない問題の多さに、私は医療現場の人間として強い危機感を持っています。私が本書で、私自身が当事者として経験した水商売の領域ではなく性風俗産業に注力して論じるのも、性風俗産業が、医療により深く食い込む課題を持っているからです。

医療が性風俗産業に対してなすべき対応、と書くと、まるで性風俗産業を特殊な扱いとするように聞こえてしまいそうですが、実際のところ医療従事者にできることは、性風俗産業に従事している人達が医療機関を受診した時、彼女達は我々にとってあくまでひとりの患者だという事実を忘れないことでしょう。「どうしたら性感染症リスクを減らせるか」の具体的な方法を共に検討することは、通常の診療内における、個々の患者の生活内で可能な一次予防策の提案と何ら変わりありませんし、継続受診に繋げること、明らかな暴力に晒されていないかどうかを観察し、適切な処置を行うことは、性風俗産業と関係なく、あらゆる患者に対して持つべき視点です。

性風俗で働いているからといって眉を顰《ひそ》める医療従事者ばかりではないことも重々理解しています。ＣＯＶＩＤ－19騒動の時に、当事者団体が「少しでも安全に働けるように」と発信したプレイのノウハウを感染症専門医が監修していた時には、感動に近い気持ちを持ちました。[*9] 慎重な配慮をもって診療を進めている医療従事者だって確かに存在し、「言わないだけで、風俗で働いている患者はもっとたくさんいるのかもしれない」と話してくれた医療従事者の存在に救われ、こうして文章を書くことができています。

性風俗産業は仕事の特性上、医療との結びつきを切ることができません。だからこそ彼女達にとって、病院に行くこと、医療と関わりを持つことが不要な傷付きに繋がらず、人として当たり前に尊重される医療を受けられることを、そのための我々自身の配慮を、私は医療に対して求めています。

＊1　厚生労働省「梅毒の発生動向の調査及び分析の強化について」
https://www.mhlw.go.jp/file/05-Shingikai-10601000-Daijinkanboukouseikagakuka-Kouseikagakuka/0000203809.pdf

＊2　コミックＤＡＹＳ編集部ブログ「『コウノドリ』梅毒エピソードを緊急無料公開！」
https://comic-days.com/blog/entry/kounodori_baidoku

＊3　ＳＷＡＳＨ編『セックスワーク・スタディーズ：当事者視点で考える性と労働』日本評論社、２０１８年

＊4　中村淳彦・勅使河原守『職業としての風俗嬢』宝島社新書、２０１５年
＊5　「呼んだデリヘル嬢切り付ける　46歳男を逮捕　被害者？ツイート『客に殺されかけたよ!!』」産経新聞、２０１８年6月14日
https://www.sankei.com/affairs/news/180614/afr1806140020-n1.html
＊6　荻上チキ・飯田泰之『夜の経済学』扶桑社、２０１３年
＊7　「『プロ意識が低い』とデリヘル嬢に激高…初風俗で支払いの料金26万奪った都立高教諭の怒りの沸点」産経新聞、２０１７年6月24日
https://www.sankei.com/premium/news/170624/prm1706240025-n1.html
＊8　かがみよかがみ編集部「上野千鶴子さんに質問『ベッドの上では男が求める女を演じてしまう』」
https://mirror.asahi.com/article/12881008
＊9　ＳＷＡＳＨ「コロナ予防的なセックスワークの働きかた～アンチコロナプレイで少しでも安全に働こう！～」
https://swashweb.net/2020/04/17/post-764/

3章 殴られた私も、殴った山本さんも痛いのです

――暴力を振るう患者さん

鉄製のベッド柵に顔を打ち付けられる

何年か前に、患者さんに髪を摑《つか》まれてベッド柵に顔を打ち付けられた時のことを思い出す度、ぶつけたのが頰で良かったなあ、眼だったら網膜剝離《はくり》とか眼窩《がんか》骨折とか下手すると失明だったなあ、コンタクトレンズが割れて目に刺さったら危なかった。やば。なんて、のん気に考えてしまうのですが、それが暴力を受けた恐怖の自分なりのやり過ごし方だと気付いたのはつい最近のことでした。

80代男性の山本さん（仮名）は路上で転倒して動けなくなり、救急搬送され入院となりました。肋骨骨折の診断を受けた翌日、山本さんは突然「俺は帰る」と、帰宅を希望しました。真冬で、独居生活であったことから、すぐに家に帰ったところでまともに生活が送れないどころか、下手すると家で動けなくなり、命すら脅かされることは誰の目にも明らかでした。

その日の受け持ち看護師だった私は、ベッドに座って「帰らせろ！」と大声を出す、少しだけ耳の遠い山本さんに、「そうですよね、辛いですよね」「気持ちはわかりますが、今は病院で痛みを取りましょう」と、腰をかがめ、目線を同じ高さに合わせて語りかけました。「お前何様なんだ！　帰るんだよ馬鹿野郎！　患者の言うことが聞けないのか！」と怒鳴り続け、脇腹の痛みに顔を歪ませながら立ち上がろうとする彼に「帰りたいですよね」と同意した直後、山本さんの手が私の顔前を横切りました。頭皮に痛みが走り、髪を掴まれたと認識しましたが、抵抗する間もなく目の前の景色がぐらりと揺れ、ゴンッ、という鈍い音と共に、私は鉄製のベッド柵に顔を打ち付けられていました。「やかましいんだよ！　馬鹿女が！」という山本さんの声が聞こえ、続けて二度、左頬に痛みが襲い掛かり、私は悲鳴を上げることすらできませんでした。

バタバタと足音がして、数人の看護師が病室に駆け込んできました。すぐに山本さんは私から引き剝《は》がされましたが、私はうまく足に力が入らず、同僚に引きずられるようにして廊下に出ました。「お前ら訴えてやるぞ！」という山本さんの罵声と、「先生呼んで！」という上司の鋭い声が聞こえました。廊下で座り込む私を、別の患者さんの家族が怯えた顔で見ているのがちらりと視界に入り、みんなそんなに騒いじゃだめでしょう、患者さんはひとりじゃないんだからと言おうとしましたが、空気が喉につかえてうまく言葉になりませんでした。

それから、私は車椅子に乗せられ、医師に痛みの場所を答えつつ、「すいません。みんな忙しいのにすいません。ほんとすいません」とひたすら謝り続けながら検査を受けました。

幸い骨にも脳にも異常はありませんでした。とはいえベッド柵が直撃した左頬は化粧で隠せないほどに大きな内出血となり、私は2週間近くにわたってプライベートの全ての予定をキャンセルしました。

検査の後に師長から状況の詳細を訊かれ、できるだけ淡々と、時系列順に事務的に話しました。「お騒がせしてすいませんでした」という私の話を聞き終えた師長の一言目は、「怖い思いしたね」で、私はそこまできてようやく、そうかこれは私のミスとして扱われるわけじゃないのか、怖いって思っても良い場面だったのか、と状況と思考が一致しました。

今日はもう山本さんの病室には行かなくて良いから、という上司の厚意に甘えて受け持ちを引き継ぎ、その日の仕事が終わって、大部屋から個室に移された山本さんの病室をちらりと覗《のぞ》くと、山本さんは鎮静剤を投与されて白い布製のベルトで身体をベッドに括《くく》り付けられ、ぼんやりと天井を眺めていました。

人手のある日勤帯での出来事でした。廊下を通った同僚と上司が山本さんの怒鳴り声を聞きつけて病室に入ったタイミングで私が暴力を受けていた、と後に聞きました。もしこれが、看護師3人しかいない夜勤だったら、あるいはナースステーションから遠い、物音が誰にも届かない個室だったら、私は無事ではなかったかもしれません。

看護師の6割が暴力被害を受けている実態

ここでは暴力を大まかに、意図的に物理的な力や影響力を脅しのためにまたは現実に、自己や他者に対して、もしくは集団や地域社会に対して使う「身体的暴力」、個人の尊厳や価値を言葉によって傷つけたり、おとしめたり、敬意の欠如を示す行為である「言葉の暴力」、意に添わない性的な誘いかけや好意的態度の要求等、性的ないやがらせをする「セクシュアルハラスメント」の三つに分けて考えます。[*1]

私が労災に認定されるような傷害を病院内で受けたのはあの一度だけでしたが、水をかけられる、蹴り飛ばされる、噛《か》みつかれる、爪を立てられるといった直接的な暴力は仕事の中でそう珍しいものではなく、「看護師ごときが」「女のクセに」「馬鹿野郎が」と大きな声で罵倒されることや、抱き着かれたり、「一緒に寝ようよ」と腕を掴まれてベッドに引きずり込まれそうになるセクシュアルハラスメントは、身体的な攻撃以上に日常茶飯事です。私と同じ看護師の友人は、患者さんに噛まれた傷が細菌感染を起こし、彼女自身の入院を余儀なくされました。

日本では、精神科病院を中心にCVPP[*2]（Comprehensive Violence Prevention and Protection Programme：包括的暴力防止プログラム、攻撃的な患者に対してケアとしていかに適切に関わるかという視点から構成された、暴力発生の予防から事態が起こった後に必要なフォローまでの系統的かつ包括的なプログラム）の教育がはじめられてはいるものの、現場に広まっているとはいえない状況です。日本看護協会が2017年に実施した看護師の労働実態調査では、6割近くの看護師が、この1年間で患者から言語的、身体的な暴力を受けた経験が「ある」と回答し[*3]、特定の県や病院を対象とした調査でも同様に、看護師の6割以上が暴力被害を経験しています[*4*5]。英国の職種別暴力被害率でも、被害率1位の「警察官、消防士、刑務所職員」に次ぎ、看護師は2番目に暴力を受けやすい職種として挙がっており[*6]、被害の深刻さが読み取れます。

せん妄からくる暴力と、社会的背景を伴った暴力

病院内で起こる患者さんから看護師への暴力行為について、私は、意識障害の一種である

せん妄と、意識障害を伴わない、入院の日々でのストレスや社会的な背景を伴った暴力に分けて考えています。

せん妄は、身体疾患や生活環境の変化によるストレス、薬剤投与等の複合的な要因によって出現する、見当識障害や知覚障害（錯覚、誤解、幻覚等）、思考錯乱、記憶障害、注意障害、情緒障害（不安、恐怖、怒り等）、判断力の低下などを特徴とする脳の機能障害のひとつです。[*7]

ICUにおけるせん妄の発症率は80％以上という報告もあり、私が働く一般病棟でも非常によく目にする症状で、治療や看護援助への参加拒否など、回復を妨げる要因となります。

先のエピソードで、山本さんが暴力を振るったのはせん妄の症状でした。せん妄は一過性の意識障害として起きることが多く、発現の仕方は様々です。山本さんの場合、暴力行為はその後一度もなく、後日この暴力の件について医師が本人に話を聞いたところ、「全く覚えていない」とのことで、本当にそんなことをしてしまったのかと、この件において一番ショックを受けていたのは山本さん本人でした。

せん妄の要因は先述の通り複合的で、年齢、重症度、感染（敗血症）、既存の認知症が危険因子となりますが、[*7] この四つが全て揃《そろ》った時にはじめて発症するものという訳では決してなく、若年でも疾患次第では十分に起こり得ますし、例えば急性アルコール中毒で搬送された患者さんが病院で暴れるというのも、せん妄である場合が多く存在します。認知症はせん妄の要因のひとつではありますが、認知症だから必ずせん妄になるわけでもなければ、認知症でないからといってせん妄にならないわけでもありません。病気や事故が多くの人にとって予測し得ないタイミングで本人の目の前に現れることを踏まえれば、何らかの疾患で入院が必要となった誰もが、身体の状態次第で治療を拒否し、それが誰かへの暴力に繋がる可能性を孕《はら》んでいる事実、つまり「今現在どんなに自分が『まともな』意識を持っていると考えていようが、きっかけさえあればそんな自我はたやすく崩れてしまう」という認識は、医療従事者として、誰にでも何度でも確認したいところです。

患者さんが置かれているストレスフルな環境

一方で、社会的な背景を伴った暴力について。入院は患者さんにとって、心身共に通常ではない状況に置かれる体験です。身体の痛みや苦しさはもちろん、身体の至るところに入れられたチューブ類への違和感、好きなところに自由に行くこともできず、6時には勝手に電気が付いて21時には勝手に消えてしまう、日常生活をコントロールされている不快感、人生のレールを外れてしまったような先の分からない不安。病室は日常生活の場所と看護学生は教わりますが、私自身、プライベートで知人に突き飛ばされて腰椎を骨折し入院していた25歳の1カ月間、病院の中での生活は決して日常なんかではありませんでした。

患者さんにとって圧倒的に非日常でストレスフルな環境の中、看護師は、診療の補助と療養上の世話という仕事の性質上、入院生活において最も患者さんの近くにいる役割を負います。患者さんにとって看護師は、生活の全てに介入してくる援助者であり、同時に、身体を思う通りに動かせない自分の目の前で全身の動作ができる、零《こぼ》した水を拭けない自分の目の前でそれを拭ける、疾患によって行動を制限された患者さんにとって「自由に動ける存在」として嫌でも自分と比較してしまう、不快な他者でもあります。

「自分はこう在りたい」「他者からこう見られたい」という、日常のささやかな希望を排除され、寝起きの顔すら見られる入院生活の、患者役割に押し込まれたストレスの中で関わる最も身近な存在だからこそ、心身が穏やかでない時の漠然とした怒りや不安が、看護師への苛立ちの形を取ってしまう場面は多々あるように感じます。そして、例えば「ナースコールで呼んでいるのにどうして早く来ないんだ」「こんなに痛いのにどうして何回も点滴を刺すんだ」と、ひとつひとつは小さな不満だとしても、ネガティブな感情が積み重なり、それが何かのきっかけで爆発して言語的、あるいは身体的な暴力として発露する患者さんの心の動きは、想像に難くないものだと私は考えます。

暴力が日常的なコミュニケーション手段となっている世界

暴力が身近なコミュニティ、という社会背景についても考慮しなければいけません。例えばルポライターの鈴木大介が犯罪の世界で生きる少年達を取材したルポルタージュ[*8]や、社会学者の打越正行が沖縄の解体屋やヤミ業者について執筆したエスノグラフィー[*9]では、社会的貧困層において暴力が日常的なコミュニケーションの手段になっている様子が克明に綴られています。

私自身は東京都内の、良くいえば下町、実際には平均世帯年収が都内の下位の、いわゆる貧困層の地域で育ちました。道端で知らない人の殴り合いの喧嘩を頻繁に目にし、同級生は親から受けた傷を露わに登校し、近隣の学校の「生徒の暴力から身を守るために保護者と教職員は複数人でのパトロールを行っている」という記事が全国紙に載っているのをみても何とも思わない環境でした。特に中学生の頃は、教師が生徒を殴る、蹴るなどの体罰や、教師自らが教壇を倒して生徒に直させるといった行為が日常的に行われており、「体罰の行われる教室ではいじめが多い」というデータ[*10]の通り、生徒間のいじめも頻発し、誰もがピリピリしている環境でした。同級生の万引きやカツアゲの話を聞くことも多く、その背後に、当時は気付かなかったものの、今思えば各家庭の貧困や虐待をはじめとする複雑な事情が見え隠れしていました。

不満があったらとりあえず威嚇し殴る、恐怖で他者を圧倒する環境に晒される中で、暴力はその場を収める有効な方法として認識されていました。私自身はいわゆる不良グループからは距離を置いたところにいましたが、誰かに暴力を振るわれ、また自分も他者に暴力を振るう日常から無縁でいることはできませんでした。

学区外の高校へ進学し、「よほどのことがないと誰も他人を殴らない」世界もあるのだと驚きました。一見規律正しい高校の生活の中で、陰湿ないじめや嫌がらせの話を耳にする度、「殴った方がはやくない?」と口にしては同級生から眉を顰められ、身体的に明らかな暴力を振るう人間として他者に認識されれば自分の不利益になるのだと覚えつつも、直接殴るのはダメで、無視や嫌がらせはいいの? と訊きたい気持ちを抑える日々でした。

あの時、地元の狭いコミュニティの中に居続けたら、きっと今も私は、他者に身体的な暴力を振るうことに何の疑問も感じない、暴力はあって良いものだという感性になっていただろうと思います。身体的な暴力が正当なコミュニケーションとして認識される中では、怒りや不愉快が湧き上がった時、直情的に目の前の誰かを罵倒し殴りつければ、背景にある何かへ思いを巡らせなくとも、自分を怒らせたものが「ナシ」になる気がするのです。そしてその分かりやすさに順応するほど、感情が理性に勝ち、怒りの爆発を抑えられなくなり、暴力に頼る以外に、誰かに気持ちを伝える方法が分からなくなってしまう。一度、そうして他者に力を誇示する術《すべ》を身に着けつつあった私にとって、「暴力を振るう自分」から抜け出すことは、過去の自分の行為を端から否定していくことと同じでした。

貧困や地域性、虐待の連鎖

今だって、「暴力を振るう人」と他者に認識されることで被る不利益への危機感や、看護師としての職業性のもとに倫理観を保ってはいても、それが全て馬鹿馬鹿しく思えてしまうような何か大きな出来事があったら、かつて自分が、機嫌次第で親に食事を投げつけ、恋人のベッドを燃やした時と、きっと同じことをしてしまう。だって、私だって今までそうされてきたのだから。良心のもとに「人を殴ってはダメ」と言えるほど、私はまだ、積み重なってきた自分の中の暴力性や攻撃性と折り合いをつけることができていません。

上半身裸のままで廊下に出ようとする患者さんを呼び止めて「看護婦ごときが俺に意見す

んじゃねえ！」と怒鳴られた時、あるいは採血に失敗して、「ふざけんじゃねえぞ女のくせに！」と引っ叩《ぱた》かれた時、私はいつも、こんな風に気に入らないものをコントロールしようと試みてきた周囲の人達、そして私自身の顔を思い出します。他者を暴力で支配することの分かりやすさと同時に、殴ったことを後悔する瞬間だって確かにあるのに、それでも止められないジレンマ、本当の怒りの対象が目の前の相手ではない何か、病気や生活の不安だったりすることも薄々分かっているのに、適切な表現を持てないその息苦しさを、叩かれた痛みの中に確かに感じます。そしてその、瞬間的な激昂を抑える力を育む障壁となった、貧困や地域性、虐待の連鎖といった、本人だけではどうにもならない環境に思考を巡らせると、どうにもやるせない気持ちになります。

医療現場での暴力対策に関して日本看護協会は、「不当な嫌がらせや暴力行為、セクハラを受けた場合は毅然とした対応が求められます」と明言します。[*11] 私はもちろん看護職として、管理者に守られるのは当然のことだと思います。しかし一方で、どんな人にでも平等であろうとする医療制度によって、一部のコミュニティ内でのみ形成されていた、暴力で成立する人間関係が、まったく無関係であるはずの医療現場の人間関係に接続されてしまう現状に、「毅然」とした対応をするなんて本当に可能なのかと疑問を持ちます。「毅然とした対応」がもし「医療従事者によって暴力と捉えられる行為をした相手には一切の診療を拒否する意志」を意味するのであれば、それは一歩間違えれば、社会から排除され続けてきた人々をさらに排除することになってしまうのではないかと思うと、私はこの「毅然」という文脈には乗れない、と感じます。

対等な関係にはなり得ない何か

とはいえ、私達看護師だって人間であり、怒鳴られれば怖いし、殴られれば痛い。相手がせん妄だろうと、どんな背景があろうと、そこで恐怖や痛みを引き受ける看護師もまた、生身の存在です。

看護師─患者関係は、サービスの提供者と消費者とは言い難い、非常に込み入った様相を呈します。

自身の力だけでの生活が困難な身体状況にある患者さんにとって、看護師が例えば車椅子への移乗時に「ついうっかり」手を滑らせたら、大怪我に繋がります。投与する薬剤を間違えれば、死に直結することもあります。「ついうっかり」がなくとも、採血や点滴、創傷処置をはじめとする痛みを伴う医療行為をする時、その痛みがどうしようもないものだとしても、「苦痛をもたらす存在」が看護師になります。実際、看護師の手技ひとつ、裁量ひとつでより多くの痛みがもたらされるのも事実です。「看護師は患者が感じる痛みになんて無関心なんじゃないか、人として見ていないんじゃないか」と怯える患者さんの心の中で、看護師は決して白衣の天使でもなければ単なるサービス提供者でもありません。

一方看護師は、例えば患者さんがどんな理不尽なことを訴えたとしても、怒鳴られたとしても、当然怒鳴り返してはいけません。殴られたからといって殴り返すなんてもっての外で、暴力行為があっても、「身体を張って患者さんを守る」ことが最優先となり、その場における看護者自身の怪我の危険性については誰も見向きもしません。看護師が暴力被害を管理者に報告する率は低く、[*4] その背景には、極めて多忙な日々の中であまりに日常的な暴力被害をわざわざ問題にすることで生じる時間的・精神的な負担を減らそうという気持ちがあります。辛くても怖くても笑顔でなくてはいけない中では、怒鳴られたって殴られたって、「共感と受け入れと適切な対応ができなかった自分が悪い」と被害を内面化せざるを得ない。患者さんが人間でいるために、看護師は人間以外の、サンドバッグに近い何かで在ることを求められていると感じる瞬間は、私自身毎日のようにあります。

決して対等な関係なんかになり得ない。患者さんは辛くて、看護師も辛い。私が今も医療現場にいるのは、一歩間違えれば双方がどうしようもなく傷付く危うい関係性の中で、それでも、誰かの生活を守ることが、その中で心が通じ合ったと思う一瞬が、私にとって何ものにも代えられない価値を持つからです。多くの看護師が暴力を前にしても、「あなたのことは一切知りません」と看護を拒否することなく向き合い続けるのは、看護職としての法的な責任以上に、「暴力だけがこの人の本質ではない」とどこかで感じている、あるいは感じたいと願っているからではないでしょうか。

ケアを提供する側もまたケアを必要としている

いつか、自分が修復不能なまでに削られてしまうのではないか、いつか疲労と苦しさから、目の前の患者さんを愛せなくなる日が来てしまうのではないか、と思うとたまらなく不安になります。

CVPPPをはじめ、暴力への技術的な対応を身に着ける必要があることは言うまでもなく、患者さんの安全と同時に私達の安全も守られなければいけませんが、暴力行為の背景の複雑さを踏まえると、患者さんからの暴力を完全になくすことは不可能だと私は考えています。

「一回でも怒鳴ったら診療拒否」という抑圧的な現場ではなく、かといって看護者が諸々と暴力に耐える日々でもない医療現場の在り方がどのようなものか、私の中で結論は出ていません。ただ、ケアを提供する存在である我々もまたケアを必要としているのは、間違いない事実のように感じます。暴力を受ける現象自体が避けられなくとも、「あなたに悪いところはなかったの?」なんて周囲から絶対に言われないこと、「怖かったね」と気持ちを肯定されること、人としての感情を殺されないこと。

院内暴力は、全ての患者さんと看護師が当事者になり得るものです。私は看護師として、起きてしまった出来事を、「運が悪かった」「自分にも直すところがあった」「そういう仕事だから」という言葉に矮小化したり、自分の中に閉じ込めたりすることなく、私へのケアを求める気持ちに正直でいたいし、そうして、生身の存在として働き続けていきたいと考えています。

＊1　日本看護協会「保健医療福祉施設における暴力対策指針─看護者のために─」2006年 https://www.nurse.or.jp/home/publication/pdf/guideline/bouryokusisin.pdf

＊2　日本こころの安全とケア学会監修、下里誠二編著『最新 CVPPPトレーニングマニュアル：医療職による包括的暴力防止プログラムの理論と実践』中央法規出版、2019年

*3 「『２０１７年 看護職員実態調査』結果報告」日本看護協会、２０１８年
https://www.nurse.or.jp/up_pdf/20180518113525_f.pdf

*4 和田由紀子・佐々木祐子「病院に勤務する看護職への暴力被害の実態とその心理的影響」新潟青陵学会誌,4(1),1-12,2011.
http://www.n-seiryo.ac.jp/userfiles/gakkai/file/sg_0401_01.pdf

*5 友田尋子・三木 明子・宇垣 めぐみ・河本さおり「患者からの病院職員に対する暴力の実態調査：暴力の経験による職種間比較」甲南女子大学研究紀要、看護学・リハビリテーション学編,4,69-77,2010.
https://ci.nii.ac.jp/naid/120005182209

*6 Violence at work: Findings from the 2002/2003 British Crime Survey, Home Office,2004.
http://www.hse.gov.uk/violence/bcsviolence0203.pdf

*7 日本集中治療医学会 Ｊ-ＰＡＤガイドライン作成委員会編『日本版・集中治療室における成人重症患者に対する痛み・不穏・せん妄管理のための臨床ガイドライン』総合医学社、２０１５年

*8 鈴木大介『家のない少年たち：親に望まれなかった少年の容赦なきサバイバル』太田出版、２０１０年

*9 打越正行『ヤンキーと地元 解体屋、風俗経営者、ヤミ業者になった沖縄の若者たち』筑摩書房、２０１９年

*10 荻上チキ『いじめを生む教室 子どもを守るために知っておきたいデータと知識』ＰＨＰ新書、２０１８年

*11 日本看護協会「看護職の働き方改革の推進」
https://www.nurse.or.jp/nursing/shuroanzen/safety/violence/index.html

4章 千春の愛情は不器用で脆くて儚くて

――自分の子どもを愛せない患者さん

子どもに眠剤を飲ませてしまった

「みくちゃん泣き止まなくて、私の眠剤飲ませちゃった」

大学4年生の頃、家で国家試験の勉強をしていたある日の夜、2歳の子どもを育てるシングルマザーの千春（仮名）から、LINEが届きました。私は驚きのあまり一旦画面を閉じ、深呼吸をして、もう一度LINEを開いて千春に返信を送りました。

「いつ？」

「昨日の夜」

「量は？」

「みくちゃんがわたしの体重の4分の1だから、4分の1に薬割って」

「今日はみくちゃんどうだった？」

「夜泣きすぎてめっちゃ目腫れてたけど普通に起きて保育園行った。さっきお迎え行ってきたけど、先生から、変わったことあったみたいなのは別に言われなかった」

日中の傾眠等の症状が出ていないことにひとまず安堵しつつ、それでも震えそうな手を押さえながら千春に電話をかけ、睡眠薬を飲ませた時の詳細を訊くと、ここのところ毎晩のように夜になると大声で泣いてしまう、数日前にはアパートのお隣さんがわざわざ見に来て「シングルマザーの虐待の事件とかあったし心配で」と言われた、夜泣いて寝てくれないと翌朝も眠くてぐずる、ひとりでどうしたら良いか分からなくなって睡眠薬を飲ませた、と千春は話しました。

教えてくれてありがとう。眠剤が子どもの身体にどう影響するか分からないから、一応明日一緒に病院に行こう、と私が言うと、千春は「虐待だって言われてみくちゃん取り上げられちゃうかも。行きたくない」と。そうだよね、恐いよね、それでも、みくちゃんの身体に何か残ったら、きっと千春は自分のこと責めるから。私はその方が辛いから、明日朝一で迎えに行くから、と、私は千春をどうにか説得し、翌日3人で小児科に行きました。

小児科医はみくちゃんを診察し、千春の話を、シングルマザー且つ彼女自身が実家と絶縁していることも含めて聞いた後に、「今回は身体にお薬が残っている様子もないし、大丈夫です」と穏やかに話しました。「お母さん、辛かったですね」という言葉に、堰《せき》を切ったように泣き出す千春の膝の上でみくちゃんは、どうして病院に来ているのかいまいち分かっていない様子で、きょとんとした顔で千春を見上げて彼女の腕をさすってから、膝を降りて千春にぎゅっと抱き着いていました。小児科医から「お友達さんが支えになってあげてくださいい」と言われた私も泣きそうで、上手に言葉を返せずに黙って何度も頷《うなず》くことしかできませんでした。

DV、うつ、生活保護のシングルマザー

元々千春と知り合ったのは、私が21歳の時、共通の友人の紹介でした。「関西から東京に来てすぐ妊娠して、旦那はDV（ドメスティック・バイオレンス）で子ども産んだ直後に調停離婚したし、子育てしかしてないからあんまり友達いないんだよね」と、初対面で、決して穏やかではない内容をにこやかに話していた、当時29歳の千春は、うつ病とてんかんで仕事ができず、生活保護を受けて暮らしていました。千春は実母と折り合いが悪く、実家とは絶縁状態だとも話していました。

「平日は保育園行かせてるけど、休日はずっと2人きり。私が見えなくなると、トイレ入っ

てるだけでも泣くんだよね、あの子。一日2時間、3時間くらいなら一緒にいてかわいいって思えるけど、それを超えるとしんどくて、悲しくなってきちゃう。でももし私がみくちゃんを叩いたら虐待になっちゃうし、もう知らない！　って言ったらネグレクトになるから、一緒に泣きながら『ママだって辛いんだよ』って床とか叩いて、ちょっと落ち着いてくると、この子を愛せない私はなんてダメなお母さんなんでしょうって思う」

私の通っていた大学と千春の家の中間地点にある中目黒のカフェで、目黒川の桜を見ながら千春はそんな話をしていました。「それでもあの子を守れるのは私しかいないから。身体はダメダメだけど、頑張らなきゃなあ」と目を伏せる千春に、私は自分の母と私の関係を重ねていました。

「できないあなたに価値は無い」

私は群馬県で生まれ、父親の転勤の都合で3回の引っ越しを経て、4歳で東京に来ました。「東京に友達もいない中で、お父さんは仕事があるからって一緒にいてくれなくて、ひとりで4歳のあなたと、喘息でゲホゲホしてるお兄ちゃんを連れてお腹に妹ちゃんもいて、寒い上野駅で電車を待っていたの、本当に心細かった」いつか母はそんな話をしていました。

東京に来てからも父は単身赴任で家を空けることが多く、母はひとりで3人の育児に追われていました。元々は専業主婦でしたが、経済的な困窮から、妹が生まれてすぐに働きに出るようになりました。

幼い時の記憶はほとんどありませんが、私も、2歳上の兄も身体が弱くすぐに風邪を引く、その上2人とも喘息を持っていたことから、交互に体調を崩すような日々だったと朧気《おぼろげ》に覚えています。さらに、慣れない東京の生活と生まれたばかりの妹が加わり、母にとってちょっと目を離せば誰かが死んでしまいそうな私達兄妹への不安は、それはそれは強いものだったのでしょう。

母は、自身が裕福な育ちでなく、女だからという理由も相まってきちんと教育を受けさせてもらえなかったことを強く恨んでいました。自分が大人になっても貧乏なのは学歴がないからだ、学歴を積むか、せめて資格職に就いてまっとうな生活を送って欲しい、兄と私と妹にはきちんと学力をつけて大学まで行って幸せになって欲しい。そんな願いは、私達が成長するにつれて、徐々に母を追い込んでいきました。

兄は、人とのコミュニケーションが得意でない上に身体が小さく、下町の公立小学校の暴力的な文化に馴染むことができませんでした。一度教科書を読めば内容を暗記してしまう突出した能力の高さから、お金がかかっても穏やかに過ごせる場所を、という親の想いで、エリート校と呼ばれるような私立の中高一貫校に進学し、その中でも学年上位の成績を収め続ける、親にとっては自慢の息子でした。その第一子の姿は、兄の一番身近にいた母に「一日数時間勉強すれば男の子は筑駒や開成に行ける、女の子なら桜蔭や豊島岡に行けるはず。お金がないから映里は私立には入れられないけど、この子も同じくらいできるはず」という認識をもたらしました。

そんな母の期待を裏切って、私の成績は、「底辺層」の中ですら常に真ん中でした。なけなしのお金をはたいて塾に入れても、友達と遊ぶのが楽しければすぐに塾をサボってしまう、勉強が大切だとどんなに言い聞かされても、目の前の楽しさが優先されてしまう。今思えばごく普通の子どもだったはずですが、母にとっては、言うことを聞かない、愛情の受け取り方も理解できない、「悪い子」でした。

勉強への危機感を持たない私は、母の目には、将来のことを何も考えていない、頭の悪い子どもとして映っていたのでしょう。「このままではこの子の人生はいつかろくでもないものになってしまう。私が、私だけがどうにかしなければいけない」という焦りで母が過干渉になっていく一方で、兄との比較をもって「どうしてこんなこともできないの」「これくらいできて普通でしょ」と言われ続け、門限を1分でも過ぎれば何十回と携帯電話を鳴らされる日々は、思春期の私の心も確実に蝕《むしば》んでいきました。

「どうして勉強すらできないの」「できないあなたに価値なんて無い」「あんたがそんなんだから、産まなければ良かったって思っちゃうんでしょ」そんな否定に晒されれば晒されるほど私は「勝手に産んだくせに」と母に反発しました。当然勉強する気などはなく、互いに罵り合い、険悪になる関係の中で、母は「私がどうしても欲しくて、それでも手に入れられなかったものをこんなにあなたに与えようとしているのに、どうしてわからないの」と、私は「あなたの敷いたレール通りの生き方をしなければ存在を認められないのなら、そもそも私なんて存在しないのと一緒だ」と、別々の人間としての境界はどんどん曖昧になり、互いに、致命的に心を壊していきました。そして私は14歳でパニック障害を発症、さらに15歳で拒食と過食嘔吐を交互に繰り返す摂食障害を発症し、併発していた当時の自傷行為は今もケロイドとなって腕に残っています。

初めての自殺未遂

元々両親は私達兄妹3人に対して、「高校卒業までの教育費は出すけれど、その後に回すお金はないから、大学の学費は自分でどうにかして」と約束させていました。私達に危機感を持たせるためではなく、実際にそうだったのだと思います。求める学歴と家の経済状況は一致していませんでした。

度重なるパニック発作と摂食障害で家出もできず、17歳の時、誰も私のことなんて助けてくれない、きっと将来まともな仕事もできない、私の居場所はどこにもないのだと、衝動的に電車に飛び込もうとしました。よほどひどい顔をしていたのでしょう、同じ駅のホームにいた女性から、「大丈夫？」と声をかけられ、我に返った私は返事もせずに駆け足で逃げました。初めての自殺未遂は、あっけなく失敗しました。

死ぬことすらできないと知った私は、「何かあった時に親を頼らなければいけない状況になる可能性を減らすためにやっぱり資格はあった方が良い」と、看護師になることを決めました。願書さえ書けば入学できるような偏差値の、学費のほとんどかからない専門学校に行こうとしたものの、別の章で書いた通り、うっかり受けてしまった大学に合格しました。

大学も実家も都内のため、住所上は実家暮らしではあったものの、恋人や友人の家に転がり込み、あるいは朝まで遊んで大学でシャワーを浴びて授業で寝る。母とは月に一度顔を合わせるかどうかの生活で、母と私の距離はどんどん離れていきました。最初こそ「心配だ」

ことも頻繁に連絡を寄越していた母に連絡を返さず、警察に行方不明者届を出される寸前だったこともありましたが、「大学に行っているのだから及第点」という気持ちもあったのでしょうし、学費を自力で捻出させた負い目もあったのでしょう、干渉は徐々に減っていきました。

誰も責められないから自分を責めるしかない

就職したら実家とは縁を切ろう。お互い人間だから、理解し合えなくても仕方ない。大学生になるまで、私はそう考えていました。そんな気持ちの中で出会ったのが、千春をはじめ、子どもを育てながら、「愛したいのに、愛さなきゃいけないのに、子どもを愛せない」と話す人達でした。

彼女達の話を聞く中で、何か共通するところがあるような気がした私は、親子関係に影響する要因について調べました。親自身が育ってきた環境と子育てに抱く感情の関連、[*1]世帯収入の低さと虐待の関連[*2]といった資料は、彼女達の語りに奥行きを与えると同時に、私にとっては、母の苦しみそのものであるようにも感じられました。「私はお金のない家で育ってきた」「うちにはお金がないから」「私はあなたに尽くしてるでしょう」母から断片的に聞いていた母自身の過去の話を、私にぶつけた言葉と共に「社会」の文脈に当てはめた時、母が私をないがしろにした言葉は、母が私を否定したかったからなのか、それとも母の置かれた環境が彼女にそれを言わせていたのか、私には分からなくなりました。母の言葉を「お母さんも苦しかったんだから仕方ない」と受け入れることは、「私がいなければあの人は苦しい思いをせずに済んだ」と認めることと同義で、「やっぱり私なんていなければ良かった」という絶望に直結しました。

ルポルタージュや論文を一通り読める基礎学力や、そもそもそれを読もうという発想自体、あれだけ拒否しながらも拒否しきれなかった幼いころの勉強の積み重ねの上にある事実もまた、私は自分では何も選択できていない、私には自我が存在しないと、自己否定を強化する材料となりました。20歳前後の私にとって、「誰も責められない、だから自分を責めるしかない」という思考は、到底ひとりで抱えきれるものではありませんでした。

救いとなった夜の街の人々

足元のおぼつかない、何をどう考えれば良いか分からない日々の中で、私にとっての救いは、取り乱す私を病気だとも可哀想だとも言わずに受け入れてくれる夜の街でした。常に喉に何かがつかえているような不快感は、お酒を飲んでいる時だけ消えていました。「子どもが赤ちゃんの時は自分がいなけりゃ死んじゃうから。そんな相手を完全に別の人間だなんて思えないし、ひとりでどうにかしなきゃって考え始めたら、それはもうとんでもないことしちゃうよ、誰だって。あんたが悪いわけじゃない。誰かお母さんを助けてくれる人がいたら違ったのかもね」そんな言葉をくれたのは、新宿で知り合った、私と同世代の子どもがいる女性でした。私が夜の街で関わった人の多くは、私と同じように、身近な他者との関係に息苦しさを感じていました。

周囲の人達の温かみに触れる中で私は、私が「私さえいなければ母は苦しまなかった」と自分の存在を否定することは、今苦しんでいる友人達の子どもの存在も否定することになってしまうと考えるようになりました。母に対して抱いていた恨みは、誰も母を助けてくれなかった当時の社会への怒りに移行し、そしてそんな気持ちはいつからか、「誰かが私のような思いをしなければいいな」という願いに変わりました。母との関係をやり直すことはできなくても、絶縁ではない、どこか良い落としどころを見つけられたらと思うようにもなりました。

時間的、物理的な距離ができ、母にとっては子どもの学費がかからなくなって経済的に落ち着いたこともあり、母もまた、私との関わりを見直すようになっていきました。私が母との関係の再構築を試みる中で、「あなたのやったことは社会的には虐待だ」と、母に冷たい言葉を投げつけたこともあります。理屈の喋り方を覚えた私の言葉を母がどう受け取ったのかは分かりませんが、母と私は近付いたり離れたりを繰り返しつつ、互いが良き母、良き娘でいられる距離を模索しました。「もしあなた達に何かあったら私の責任だと思って追い詰められてた」「見失っていたものがあったと思う」母からそんな言葉を聞いたのは、ここ数年のことです。

無論、何年にもわたるすれ違いがある日突然きれいさっぱり解消されるわけではありません。今は、一日数時間の関わりであれば仲良くできます。けれど、それを超えれば、些細な一言をきっかけに過去の傷が開き、諍《いさか》いが吹き出します。一緒に旅行に行ける日は、きっと永遠に来ない。私と同じような親子関係を経て、親と絶縁した友人は少なからずいますし、先述のエピソードの千春もそのひとりです。母はきっと私を大切にしたかったけれど、母との関係性の中で私の心が壊れた事実も、母の心が壊れた事実も、なかったことにはなりません。

ネガティブな気持ちを持つことは間違いではない

「わが子のためなら自分を犠牲にできる」「子どものためなら大抵のことは我慢できるのが母親である」といった、母親の「母性愛」信奉傾向は、子どもの発達水準が高い時には怒りの感情制御においてポジティブに働くものの、子どもの発達水準が低い場合にはネガティブに働き、怒りの制御不全に繋がることが明らかになっています。[*3] また、母親の虐待傾向について、夫や園（保育園や幼稚園）のサポートが有意に影響すること、[*4] さらに、シングルマザーに関しては、実母のサポートが得られないことが虐待の大きなリスク要因になることは指摘されているものの、実母のサポートが得られないシングルマザーがどうやって生活の支援を受けているかについては、「まともな資料がない」ことが指摘されています。[*5]

千春と私の母は、配偶者の有無も教育に対する考え方も全く違い、「愛せない」子どもの該当年齢も違ったとはいえ、「母親である自分が何としてもこの子を守らなければいけない」と、強迫的なまでに強い想いを持ち、その上で、子どもが「思う通りに動いてくれない」と不安に感じている点で共通していました。また、千春はシングルマザー、母は夫が常に単身赴任で育児の上で期待できない状況、さらに千春は実家と絶縁しており、私の母方の祖母は母が高校生の時に逝去しています。加えて、双方共頼れる友人すらいない、引っ越してきたばかりの環境で子育てを始め、周囲からの援助が極めて少なく、子どもと密室で過ごすことを余儀なくされる中で、子どもとの関係性に困難を抱えていました。

近年では、研究やメディアの影響で、「子どもにネガティブな気持ちを持つことは間違いではない」「母性は生まれた瞬間から存在するものではなく環境要因が大きい」という認識が広まってきたように思いますが、例えば職場の子育て中の同僚の「子どもをかわいいって思えないってどうかしてる」という言葉や、知人達から「虐待する親なんて最初から子どもなんて作らなければいい」「子ども産むの、資格制にすればいいのに」という言葉を聞く度、「追い詰められた親は子どもを産んだことすら否定されてしまうなんて、それは生まれた子どもの存在を否定することと同じじゃないか」と、いたたまれない気持ちになります。

孤立していく親への適切なサポートとは

「保育園の先生からさ、『もうちょっと早くお迎え来れないですか、みくちゃんが可哀想じゃないですか』って言われるんだけど、長い時間一緒にいて辛く当たっちゃうより、一日3時間でいいから愛せる方が健全じゃない？　違うかな」「生活保護のケースワーカーさん、みくちゃんのために頑張りましょうって言ってたんだ。私頑張ってないのかな、これ以上どうしたらいいのかな」「シングルマザー向けの生活相談行ったら『それはお辛いですね』しか言われなくて全然ダメだった」千春は、対人援助職と呼ばれる周囲からの言葉に傷付き、傷付く自分が悪いのではないかと自分を責めて、日に日に自信を失っていきました。

「子どものために」という言葉は、短期的に焦燥感を募らせてモチベーションを上げることはできても、親が自身もまた尊重されるべき存在であることを認識できない状況下においては、自責の念を膨らませて疲弊をもたらすだけの何の役にも立たない言葉だと、千春との関わりを通して強く感じます。それは私の母が、「子どものために」と思い続けて自分を追い込み、結果的に私を追い詰めたこととも繋がります。

子どもを愛せない、虐待してしまうかもしれないという思いで孤立していく親への適切なサポートとは何なのだろう、と考えます。千春がみくちゃんに睡眠薬を飲ませた時の「虐待と言われて子どもを取り上げられるかもしれないから病院に行きたくない」という言葉は、どんな風に解釈すれば良かったのか。私自身は、そこまで逼迫《ひっぱく》した状況であれば親子の分離も考えた方がいいのではないかと思っていた部分がありました。ひとりの時間を千春もきっと望んでいると、勝手に考えていたのです。子どものことは大切、でも一緒にいるとかわいいと思えなくなってしまう、でも私はこの子を守りたい、守れるのは私しかいない、でもどうやって愛せば良いか分からない、愛せない自分を受け入れられない、そんな千春の混乱を私はまるで理解していませんでした。「支援者」と呼ばれる人達への信用を、彼ら彼女らの言葉によって失っていた千春の、孤独な不安を目の当たりにして、私は立ちすくみました。

本来、行政が主導すべきものだとはいえ

毎年、年末年始は千春とみくちゃんと3人でホテルに泊まって「女子会」をします。「ただでさえ長期休暇ってずっと一緒にいなきゃいけなくて辛いし、年末年始ってファミリードで、どこ行っても父親がいる親子連ればかりだから、世の中に私達の居場所はないんだなと思って、一年で一番きらい」と千春が話したことがきっかけでした。

小児や母性看護の専門家でもなければ子育て経験もない私が彼女達に深く踏み込むのはリスキーではないか、私がそこに加わることが2人に何かマイナスの影響をもたらさないか、一緒にいる中での些細な言葉が千春を追い詰めるようなものにならないか、という思いが頭をよぎる瞬間はありました。しかし21歳の私はそれを深く考えられるほど大人ではなく、「今辛いと言っている友達に、専門じゃないから、なんてそんなの冷たいでしょ」と考え、共に居る時間を選びました。

私が看護師になり、母との関係性をある程度回復させ、ようやく互いの距離感の取り方を覚えはじめた、数年前の年末年始、千春が「みくちゃんとずっと2人きりで、もうこのままだと無理、限界」という話をした時に、私の実家でみくちゃんを預かったことがあります。「今日友達の子どもをうちに泊めたいんだけど」と母にLINEを送るとすぐに電話がきて、「何言ってるの？　子どもの命の重さ分かってるの？」と怒ったような口調で問い詰められた後、「性別と持ってる病気とアレルギー、食べ物の好き嫌いも送って」と言われました。

みくちゃんと一緒に実家に帰ると、ドアを開けた瞬間に母が飛び出してきて、みくちゃんに、「えりちゃんのママですよ。遊ぶものたくさん用意したからね、何しようね」と、部屋の奥には納戸から引っ張り出してきた、私と妹の幼い頃のリカちゃん人形と、兄のロボットと、Huluのキッズ向けチャンネルがありました。父と、医師になった兄、大学生の妹がちょうど実家にいたことは、「母との関係も心身も万全ではない私がしんどくなって自室に籠る瞬間も、交互に子どもを看てくれる人がいる」と思える心強い要素となりました。

友人の子どもを預かる経験を通し、子どもの行動予測のつかなさや、怪我、誤飲、発熱等の不測の事態への備えの面で、専門知識のない人間が気軽に子どもを預かるべきではないと感じましたが、千春のように血縁・戸籍関係で頼れる相手のいない親が「限界」と思った時に頼る場所は、本来行政や教育、医療が主導して用意すべきものとはいえ、その枠組みだけではカバーしきれない、もっと属人的な関係性に依らなければならない現状があるとも感じました。

私と母の関係が強固でない中でも、千春とみくちゃんが極度に疲弊した状況で、2人を、2人だけの家に帰す選択肢はありませんでした。私の母も、おそらく私達を育てた経験を通して同じ思いを抱いていたからこそ、実家でみくちゃんを預かることを受け入れたのだろうと思います。

母が追い詰められていた時、母にとってそういう相手がいたら、私と母の関係性はまた違ったものになっていたのではないか。そんな風に考えるのは、自分が千春とみくちゃんに何らかの影響を与えようとしているようで押しつけがましいとは考えつつも、どこかでそう思う気持ちがあることは否めません。

ただ生き延びて欲しくて

私の、千春やみくちゃんへの関わりは、単なるお節介な友人としての介入で、看護職として正しいものだったのだろうかと今も迷います。新卒で入職した病院で小児科への配属希望が通らず、今も一般病棟に勤務する日常では小児と関わる機会はそう多くないとはいえ、専門職としての他者への介入を日々仕事として行う立場上、千春とみくちゃんに関して、属人的な関係性での「保護」に依存しない、もっと良い手立てはなかったのかと思う瞬間もあります。「共倒れになりかねない、個人的な関係でやるにはリスクが高すぎる行為だった」という反省と、「今この瞬間に困っている大切な人に対して行政主導の対応措置なんて待てない」という危機感の間を、何度も往復しています。自分の経験だけを通して、「困っている人には積極的に手を差し伸べましょう、親子の間にもどんどん入りましょう」なんて言うことは絶対にできないけれど、「困っているとはいえ他人だから、専門職としての適切な距離を置きましょう」とも、やはり言えない。どうしたら良いかなんて分からず、ただ大好きな友人とその子どものどちらにも苦しんで欲しくなくて、生き延びて欲しくて、そのためなら何だってしたかったし、もし時間が戻ったとしても、今の私も同じことをするだろうと思います。

誰かの生きる勇気を圧し潰さないように

極度に追い詰められた親子との関わりに自分の家族を巻き込み、それでも何が正しいのか、私には分かりません。私が唯一言えることは、環境次第で親子の関係は良い方にも悪い方にも転じ得ること、医療や公的支援もその「環境」のひとつであることに、私を含め、医療従事者・対人支援職者はもっと自覚的であるべきだ、ということくらいです。

千春が、保育士や生活保護のケースワーカーといった専門職の人間により、「支援者」と呼ばれる人への信用を失っていった事実は、私をはじめとした医療従事者によっても十分に起こり得ることでした。専門職から発された言葉が、精神的な困窮で自信を失った人にとって、「絶対に従わなくてはいけない、従えない自分は駄目な人間」と思い込む圧力として機能すると、私達は誰かを追い詰めてしまう強者であると自覚するのは、傲《おご》りではなく、責任であると私は考えます。

医療従事者をはじめ、対人支援職に就く者も人間であり、個々人が理想の家族の形や理想の生活のイメージを持っているでしょう。それ自体は決して悪いことではありません。しかし他者に介入する上では、無意識に歪曲した価値観の露呈で当事者を傷つけてはいけない。だからこそ、患者あるいは被支援者を理解しようとする以前に、自分自身の価値観の根底は何なのか、自分はどんな背景の中で、何をどんな風に捉えて、誰に何を与えられ、そして何を奪われてきたのか、私達自身の自己理解が不可欠だと考えます。醜悪な自分自身と直面する瞬間も、飲み込まなくてはいけないはずです。

どんな状況でも存在する不変の愛情は美しいけれど、親子だろうが家族だろうが「愛情があって当然」なんて、きっと思わない方が良い。環境次第で愛情は失われ、愛情の残骸は暴力になります。「医療従事者」あるいは「支援者」と呼ばれる私達の仕事は、私達自身の理想論を過剰に押し付けることではなく、どんな状況の中でも孤立させない、絶望させない、愛情を失った瞬間もまずは生き延びることができるよう手助けをすることだと私は考えます。仕事や、仕事以外での他者との関わりの中で、その根底から目を逸らさない意志を、私は持ちたいのです。私達の存在が、誰かの生きる勇気を圧し潰さないように。

＊1　杉山春『ルポ虐待：大阪二児置き去り死事件』ちくま新書、２０１３年
＊2　田口（袴田）理恵・河原智江・西留美子「虐待的行為指標の妥当性の検討：母親の虐待的行為得点と社会経済的状況・育児感情の関連」共立女子大学看護学雑誌、1, 1-8, 2014
https://kyoritsu.repo.nii.ac.jp/?action=repository_action_common_download&item_id=3024&item_no=1&attribute_id=18&file_no=1
＊3　江上園子「幼児を持つ母親の『母性愛』信奉傾向と養育状況における感情制御不全」発達心理学研究、16(2), 122-134, 2005

https://www.jstage.jst.go.jp/article/jjdp/16/2/16_KJ00003801268/_pdf/-char/en

＊4　荒牧美佐子・無藤隆「育児への負担感・不安感・肯定感とその関連要因の違い　未就学児を持つ母親を対象に」発達心理学研究、19(2), 87-97, 2008
https://www.jstage.jst.go.jp/article/jjdp/19/2/19_KJ00005003456/_pdf

＊5　福田真奈「親と断絶したシングルマザーの現状と課題：必要なソーシャルサポートと子どもへの影響」白鷗大学教育学部論集、5(2), 395-412, 2011
https://core.ac.uk/download/pdf/236440085.pdf

5章 「看護師が母を殺した」と信じたい、高野さんの息子

——医療不信の患者さん

あと数日で退院の予定が

朝7時の病棟。

まだ眠気の残る患者さん達がうとうとしている穏やかな時間と対照的に、夜勤の看護師が朝食前に何としてでも終わらせたい採血と抗生剤投与に走り回る中、「おはようございます！　残ってる採血全部やります！」と、どこか救世主気取りで登場できる早番の勤務が、私は好きです。

その日の早番、出勤した瞬間に、普段と明らかに空気が違うことに気付きました。

いつもナースステーションの端に置いてある救急カートが無い。大部屋の方から、当直医と思《おぼ》しき男性が何か指示を出している声が聞こえます。休憩室に鞄《かばん》を放り出して駆け付けた4人部屋の病室では、夜勤の看護師が患者さんの心臓マッサージをしながら、当直医が患者さんの口から太い管を入れてアンビューバッグ（空気を入れるポンプ）を押して、肺に酸素を送り込む処置をしているところでした。

肺炎で入院して、あとほんの数日で退院の予定だった、高野さん（仮名）という80代の女性でした。数年前から誤嚥《ごえん》性肺炎（嚥下機能の低下により、唾液や食べ物と共に細菌が気道に入り肺炎を起こす病気。高齢者に多い）を繰り返しており、都度抗菌薬による治療をして自宅に帰り、また肺炎で入院、という生活をしていました。夜間に発熱したのをきっかけにみるみる意識がなくなり、呼吸が止まりかけていることから家族に連絡し、「できることは全てやって欲しい」という息子様の希望に沿って挿管に至ると、心臓マッサージを交代した私に、夜勤の看護師が点滴の準備をしながら手短に説明しました。

高野さんを個室に移し、人工呼吸器を装着し、1時間後、息子さんが病室に到着しました。息子さんは、病室に案内した私にこう言いました。

「昨日まで歩いていて、話していたんですよ。こんなになるわけないじゃないですか。あなた達が変な薬でも盛ったんでしょう」

「看護師が見ていなかったから悪化した」

すぐに別室で、主治医から病状の説明が行われました。数年前から誤嚥性肺炎を繰り返しており、今回も治療後に、発熱に至らず症状の出ない不顕在性の誤嚥をしていたのだろう、以前から肺炎を繰り返していたことや高齢であることから、身体の機能自体が限界で急激な悪化となったのだろう、という医師の説明に、息子さんは険しい顔で、「でも、昨日まで歩いていたんですよ。おかしいじゃないですか。噎《む》せてないかどうか、看護師は見てなかったんですか？　仕事ちゃんとやってないんじゃないですか？　入院したせいでこんなんなっちゃって。可哀想だと思わないんですか？」と次々に問います。主治医が、嚥下機能は年齢と共に落ち、水や食物を気道から追い出すための「噎せる」動作自体が徐々にできなくなると何度説明しても、息子さんは「看護師が見ていなかったから状態が悪化した」という主張を曲げることはなく、憮然とした表情で「もういいです」と病状説明を切り上げました。

高野さんの病室に戻り、立ち尽くす息子さんの隣で、私は押し黙っていました。

数週間前、救急搬送された高野さんの入院を受け持ったのは私でした。その時に付き添っていた同居の息子さんは、私が入院までの経緯を訊けば、発熱の数日前から高野さんがどんな生活をしていたのかを詳細に話し、既往歴を訊けば、過去の肺炎や認知症に加えて数ヵ月前の鼻血や何年も前の捻挫にまで言及し、かかりつけのクリニックへの通院の頻度、好きな食べ物、普段見ているテレビ番組と次々に高野さんのことを話し続け、そして、仕事で自分が家にいない日中に、認知症の彼女をひとりにしたから具合が悪くなってしまったのではないか、という言葉を口にしていました。

高野さんは入院初日の夜、トイレに行こうと、ふらふらと、今にも転びそうな様子で病室から出て来ました。夜勤の看護師が、ベッドから離れるときはナースコールを押してくださいと何度説明してもひとりで歩き出してしまうため、離床センサー（患者さんの動きを感知してナースコールが鳴るようにするセンサー）の使用を開始しました。

入院翌々日くらいに、ご本人がベッドから歩き出そうと起き上がってセンサーは鳴っているけれども、ちょうど他の患者さんの対応で看護師の到着が遅れているタイミングで息子さんが面会に来た、という場面がありました。息子さんは「すぐ来るんじゃないんですか？」とその日の担当の看護師に厳しい口調で問いかけており、看護師の人員体制的に、常にセンサー作動から数十秒で到着するのは困難です、と看護師が伝えても、納得しきれない様子でした。

肺炎が落ち着くのと共にリハビリを行い、歩行が安定しようやく退院、という段階になって起きたのが、急激な状態悪化と挿管でした。

分かってはいても受け入れられない

意識の無い高野さんを前に、私と息子さんの間に流れていた沈黙は、時間にしたら5分程度なのでしょうが、私にとっては永遠とも思える長い時間でした。カーテンの向こうを、ナースシューズのゴム底の音とスリッパの音、心電図モニターのアラーム、点滴でも刺されたのであろう患者さんの「いたいよお」という悲しげな声が、流れていきました。

「木村さんを責めたいわけじゃないんです」

震える声で、息子さんが沈黙を破りました。

「入院の時、たくさん話を聞いてくれて、嬉しかったです」

「はい」

「10代の頃……もう40年も前になります。父を癌《がん》で亡くしました。癌だと診断されて、入院してから亡くなるまで、あっという間でした。父方は親族が多くて、関係が濃密だったこともあって、母も僕も、『お前達がしっかりしてなかったから死んだんじゃないか』ってすごく責められました。それからずっと、母と2人で暮らしてきました。僕は僕で一度結婚したんですけれど、数年で離婚してしまって。僕には母しかいないし、母にも僕しかいないから、何としてでも守らなきゃいけないと思ってきました。

父の時、夜中に病院から電話が来て、到着した時にはもう息を引き取っていたもので。今日病院から電話が来て、父の時のことを思い出してしまった」

話しながら、徐々に息子さんの声から怒りが引いていくのを感じました。「母も歳なのは分かっているんですけれど、受け入れられない」という言葉は、掠《かす》れていました。

若い頃の高野さんが工場で働いていたこと、女手ひとつで大学まで行かせてくれたこと、認知症になり始めて、戸惑ったけれどどこか可愛いと思う気持ちもあったこと、そんな話を1時間ほど伺いました。

「先ほどは失礼なことを言ってすみません。長くないのは分かっています。よろしくお願いします」

最後に息子さんは、そうお話しされました。

ひとりでナースステーションに戻ると、主治医から病状説明でのやり取りを聞いた師長が青ざめた顔をして「どう?」と駆け寄ってきました。大丈夫です、色々お話してくださって。えっと、訴えられたりはしないと思います。たぶん大丈夫です。そう私が伝えると師長はほっとしたように「お疲れ様。ありがとう」と声をかけてくれ、私は張り詰めていた緊張と、集中力と、その他いろんなものが一気に切れてしまって、なんか疲れちゃったなあ、と言いながらボロボロ泣いてしまいました。

元々高野さんは心臓にも病気を抱えており、人工呼吸器を付けた後も徐々に身体の状態が落ち、翌週お看取りとなりました。「ありがとうございました。ここで最期を迎えられて良かったです」そう話す息子さんは、とても穏やかでした。

家族が医療不信を抱く背景

患者さん、あるいは患者さんの家族が医療に関して不信を持つようになる背景には、医師―患者家族間のコミュニケーションが影響していることが明らかになっています[*1]。診察や病状説明の際に医師の態度が威圧的だった、話の間中ずっとカルテを見ていた、急に説教をされた、そういったコミュニケーション上の不満の蓄積が医療不信に繋がると指摘されています。研究自体は医師―患者間の関係に焦点を当てていますが、看護師―患者間の関係にも類似の構造があると私は考えます。

看護師は仕事の性質上、患者さんや家族と向かい合う物理的な機会を非常に多く持ちます。日々の看護の中で、例えば、車椅子への移乗介助が力任せだった、爪が伸びたままになっている、何の説明もなく点滴の量が変わる等、看護師側からすれば「生死に直結しないから」と優先順位が低くなっているケアや説明不足が患者や家族にとってはたまらなく不安なことである、という光景は、私自身、臨床の中で頻繁に目にするものです。患者さんや家族、あるいはプライベートの知人友人から別の病院に関して「あの病院はちゃんとやってくれない」との話を聞くことも珍しくなく、詳しく聞いていくと、そういった、我々が後回しにしがちなケアやコミュニケーションの不足が病院への不信感の原因となっている例も多くあります。私が働いている病院も、きっとどこかでそんな風に言われているんだろうな、とも思います。

コミュニケーション不足が医療不信に影響するというデータの一方で、患者さんが感じる医療者の共感度が高いほど、服薬順守や生活習慣の改善を通して疾患（研究では、2型糖尿病を基礎疾患として発症する心血管障害）の予後が良好となるというデータもあり、[*2] 医療者―患者間におけるコミュニケーションの量と質の重要性がうかがえます。

ゼロリスク信仰の影響

患者さんの医療不信を論じる上では、病院に任せれば全ての疾患は良くなる、という患者家族の「ゼロリスク信仰」の影響も無視できません。

薬剤に作用と副作用があることをはじめ、治療行為は常にリスクとベネフィットの両輪の関係を持ちます。身体にとって望ましい効果を得ようとする時には、不利益を被る可能性も必ず存在するものです。しかし医療においては、治療を受ける側に、望ましい効果「だけ」を想定する感情が存在すると明らかになっており、人々は医療行為によって自らの身体に不利益が生じる可能性の排除、つまり「リスク」の排除を強く望みます。[*3] 例えば、副作用の可能性が少しでもあるならワクチン接種はしないという態度、自分の手術は絶対に失敗しないはずといった気持ちなどもそうですし、医療行為は疾病への対応としてわざわざアクションを起こすものであるから、これを原因として別の障害が生じる、あるいは死に至るようなことはあってはならないという思いも、ゼロリスク要求が高いと捉えることができます。

現代は、治療の良い部分とそうでない部分の両面を説明して同意を得る「インフォームド・コンセント」が医療の主流であり、もちろん患者さんの身体に起こる不利益をできる限り排除することは医療従事者の重要な役割ではあります。その一方で、患者さんのゼロリスクへの信仰は、医療への期待を、実現不可能なまでに高く押し上げているように感じます。

また看護領域では、第二次世界大戦以降、看護婦は医師の診療の補助が主な仕事で、患者さんの日常生活の援助は、患者さんが雇う付添婦によるものが主でしたが、1950年に付添婦による看護をなくし、全ての日常生活への援助を看護婦が行うことで診療報酬が加算される「完全看護」と呼ばれる制度が施行されました。[*4] 深刻な看護婦不足によりこの制度は10年経たずに実質上の廃止となるものの、「入院すれば何でも看護婦がやるのが当たり前、看護婦ができて当たり前」という患者さんや家族の意識は、看護婦の名称が看護師に変わった現在も、確実に残っているように感じます。

上記の高野さんのケースでは、息子さんの中に「入院していれば絶対に悪くならないはず」というゼロリスクへの思いも、看護師が24時間目を離すことなく本人を看ているだろうという完全看護への強い期待もありました。入院時に看護師が詳しく話を聞けたことが、最終的には、息子さんが医療不信に陥り続けない、少なくとも息子さんの言葉の上では穏やかな看取りに繋がるひとつのきっかけとなっていましたが、それは偶然にも高野さんの入院の日に他の患者さんの状態が落ち着いていて、ある程度私に時間があったから話を聞けたというのが実情です。高野さんが急変し、人工呼吸器を装着した時に息子さんと長時間話せたのも、早番の業務を全て同僚が引き受けてくれ、離床センサーが鳴ったら駆け付けなくてはいけない転倒リスクの高い患者さんが複数人いても、私が息子さんと話すことを大切にできるくらいにはその日の人員に余裕があった。正確には、人員に余裕はないけれど、病棟が火の車になってでも、私と息子さんの話し合いを最優先すべきだとスタッフ全員が認識していた。そういった背景があってようやく成り立った会話でした。

どれだけ職場で信頼関係が確立されているか

新米看護師として病棟で働き始めた直後、あまりの多忙さと、看護師の上下関係の厳しさに呆然としました。疾患の治療を最大の目標とした病棟で最優先すべきは、適切な処置と循環動態の観察、そして患者さんのその瞬間ごとの身体の安全の確保で、患者さんの背景や家族の背景といった、目に見えず、データにも表れない事象について考える時間も、気持ちのゆとりもありませんでした。「間違えたら、見逃したら死ぬ」人を同時に何人も看るプレッシャーに加え、患者さんの髭《ひげ》や爪を気にするだけで上司から「そんなことしてる場合じゃないでしょ」と言われ、ミスをすれば「あんたのせいでみんなの仕事が増えるんだよ」と責められる。そんな環境の中では、循環動態を観察し、点滴と輸血を捌《さば》き、手術検査の送り迎えをし、転倒や褥瘡《じょくそう》（床ずれ）といった身体的な異常を防ぐことに必死で、徐々に、目の前の人が自分と同じように心を持つ人間だと思えなくなっていきました。

患者さんや家族からの、テレビを付けて欲しい、氷枕を替えて欲しいといったナースコールですら「やらなくたって死なないこと頼まないでよ」とイライラして、そんな気持ちはどんなに隠そうとしても、どこか態度に出ていたのではないかと、そうして生まれたすれ違いは、患者さんや家族の不満に、ひいては医療不信に十分に繋がり得るものだっただろうと、今振り返れば思います。

その後、別の病院に転職して配属された病棟は、多忙さ自体は以前と変わらないものの、少なくとも患者さんの「やらなくても死なないことを、それでもやる」行為を上司から否定されることはなく、誰かが手一杯であれば他の誰かがフォローする人間関係が成立している病棟でした。この職場の管理職は、この病院はきっと私を守ってくれる、と信頼が生まれた後に起きたことが高野さんのエピソードです。看護師への不信を露《あらわ》にする息子さんを前に、私が「早番の業務を放り出してでも今、息子さんの話を聞くべき立場にある」と即座に考え実行に移せたのは、「万が一ひとりで対応できなくなった時、例えば暴力的なまでに詰め寄られた時や訴訟を持ち出された時には、必ず上司が助けてくれる。私だけの責任として誰も彼もから責められることは絶対に無い」と、チームを信頼していたからこそ可能になった行為でした。

上下関係が強固な病棟看護師の人間関係の中で、「自分の対応が完璧でなかったら職場内で責められるかもしれない、職場に居場所がなくなるかもしれない」と思いながらの、逃げ腰で曖昧なコミュニケーションは、確実に患者さんや家族に伝わってしまうだろうと思います。１００％患者さんに向き合う大前提としての、職場内の人間関係の重要性を強く感じます。医療現場の人手不足が患者家族の不満に繋がる、というのはよく耳にする論ですが、看護がチームの仕事である以上、きっと単に職員がたくさんいるだけでは駄目なのです。「人手」の中の人間間でどれだけの信頼関係が確立されているか、どれだけ居場所があると思えているかが、病の混乱の中にある患者さんに対して専門職としての関係を築く土台になると私は考えます。

そしてその土台は、例えば私が高野さんの息子さんから「看護師のせいで状態が悪くなったんじゃないのか」と言われた時の、心臓が潰れるような胸の痛み、「こんなに必死にやっているのにどうしてこんなことを言われなくてはいけないんだ」という無力感を、それでも乗り越え、看護師で在り続けようと思う上での、私自身へのケアにも直結しています。

どれだけ感情の共有ができるか

この出来事があった日、勤務終わりに休憩室で呆然としていたところ、「頑張ったねえ」と上司が休憩室に入ってきました。私の対応は合っていたんでしょうか。息子さんのことはすぐ師長に任せた方が良かったかも。急変して、このまま亡くなったらどうしようって恐かった。頑張って救命したのに全部否定された気持ちになった。辛かった、悲しかった。……私の結論のない弱音を、うんうんと上司は聞いてくれました。決して「よくあることだよ」「看護師なんだからそれくらい我慢しなきゃ」といった言葉を出さずに聞いてくれたことで、私は、私の感情も大切にされて良いのだと、救われたような気持ちになりました。

守秘義務として、職場で起きた出来事の詳細を職場外に持ち出して話すことができない事情も含め、同じ患者さんを共に看ている人間同士で、どれだけ感情の共有ができるか、皆が全《まっと》うに人として在るために何ができるだろうか、と考えます。看護師6年目の現在、私は社会的にはまだまだ若手とはいえ、体力勝負で女性が多く、結婚や出産といった事情での人の入れ替わりの激しい病棟看護の現場では、既に上司よりも後輩の方が多く、誰かに指導される場面より誰かを指導する場面の方が圧倒的に多くなっています。

仕事の中で自分が発する言葉、特に患者さんの生死に関わりかねない後輩のインシデントについて問う時や、医師と意見がぶつかって議論になる時といった穏やかではない瞬間こそ、自分の振る舞いが後輩を委縮させかねないと、病棟全体のぎこちなさに繋がってしまうことを感じます。今は、心の底から自信を持って働けるなんて口が裂けても言えなくて、忙しさや余裕のなさから不機嫌を周囲にぶつけてはいないか、後輩に冷たい態度を取っていないか、嫌な看護師になっていないかと常に怯えている状況です。いつか「自信」という大義のもとにこの怯えがなくなる日が来たら良いな、とは思うものの、もし独りよがりな自信が横柄な態度として表れてしまったらどうしようとも考え、戸惑う日々が続いています。

メディアによる医療否定報道の影響

患者家族の医療不信の背景については、メディアによる医療否定報道の影響についても触れる必要があります。近年、週刊誌を中心に展開される医療特集は、「医者に騙《だま》されるな」というコンセプトのもと、薬や手術に懐疑的な「医療否定」キャンペーンとでも呼ぶべき内容が非常に多く、新聞広告や電車の中吊り広告ですら、具体的な薬剤名や手術名まで明記され、批判されています。[*5]

医師個人の責任を過剰に責め立てるような報道がなされることで医療従事者と患者さんの信頼関係構築が妨げられかねない、という医療関連の情報発信への危機感は、2000年代初頭には既に医療・福祉分野の専門誌で論じられているトピック[*6]です。さらに西洋医学を否定し、自分の力で病気を治そうとするいわゆる代替医療について、近年は医師免許を持つ人間自らが、癌治療には意味がないなどと言い出す例もあります。[*7] また、インターネット、特にSNSの急速な普及により、センセーショナルで正確性を欠く情報の拡散が今までになく増えており、一般の人々が科学的に正確な情報を取得するのは非常に困難なこととなっているのが現状です。

私は過去には、「テレビやネットの情報なんかより、自分の診察をしている医師が誰より信頼できるに決まっているじゃない、当たり前でしょう」と思っていたのですが、その前提が崩れるような思いを、ナルコレプシーという病気の診断を受けた26歳の時に経験しました。

ナルコレプシーの治療体験から

ナルコレプシーは居眠り病とも呼ばれる、日中の耐え難い眠気（睡眠発作）や、全身から急に力が抜ける情動脱力発作、夜眠ろうとする時に起こる入眠時幻覚・睡眠麻痺（金縛り）を主な症状とする睡眠障害です。[*8] 思春期の発症が多く、体内の、身体が起きているために必要なオレキシンというホルモンがほとんど、あるいは全く分泌されないことが原因といわれていますが、なぜオレキシンの分泌が正常に行われなくなるのか、詳しいメカニズムは分かっていません。２０２０年現在、根治療法は存在せず、中枢神経刺激薬の投与で眠気を軽減することが主な治療法となります。

ナルコレプシーの診断を受ける前、私には情動脱力発作の体験はなく、日中の眠気はあるにはあったものの、誰でも会議中や食事の後は眠くなるものだから、私の眠気も普通の範囲内だと思っていました。私の主な症状は、26歳の6月頃に急に悩まされるようになった、入眠時の幻覚でした。夜ベッドで寝ようとすると、ドアや窓から誰かが入ってくるのが見えました。といっても、目を閉じているので実際に見えるはずはないのですが、「見える」としか言いようのないくらいに生々しい存在感を持って「誰か」が迫ってきて、気付けば自分の真後ろに、「誰か」の息遣いを感じました。うとうととしては「誰か」が迫り来る幻覚を見て飛び起きる恐怖を一晩中繰り返し、眠気を引きずって仕事に行き、また夜になると同じことが起きました。身体は疲れているはずなのに眠れず、夜が来るのが怖くて、眠ろうとすると必ず現れる「誰か」の存在に、私はわずか数週間でノイローゼに陥りました。

元々、パニック障害、摂食障害、そして20代前半に発症したうつ病で精神科に通っており、主治医にそのことを相談しました。主治医はすぐに私を大学病院に紹介し、脳波の検査を受け、ナルコレプシーの診断を受けました。大学病院の担当の医師は、「検査結果からしたら相当眠いはず」と話していました。

ナルコレプシーの治療は私にとって衝撃的なものでした。私が内服した薬剤は「最初は効いてもすぐ効かなくなる」と当事者から聞くことも多い薬ですが、身体に合っていたのでしょう、「覚醒度が上がった」としか表現しようのない感覚になりました。身体は軽く、頭の回転は今までになく早くなり、「私にはまだ難しすぎる」と思っていた本が読めるようにもなりました。眠気で全身が痺《しび》れるなんて普通ではないと、今まで眠気がなかったのではなく、眠気があまりに当たり前になっていたから、それが眠気だと感じられなくなっていたのだと初めて知りました。

入眠時幻覚の頻度は激減し、夜眠れることも、取得できる情報量が増大したことも単純に嬉しかったものの、一方では、何かを考えれば考えるほど、自分の思考を自分のものだと思えない感覚が膨らみました。過去自分がインターネット上で書いた文章の全てが稚拙で恥ずかしくなり、過去の看護を振り返っては自分の思考の狭さとアセスメント能力の不足を悔やみ、過去知人に言われた言葉をふと思い出した瞬間すら、「あれはもしかしたら気付かなかっただけで、嫌味のひとつだったんじゃないか」と考えるようになりました。今までになくフルスピードで回る思考に精神面がまるで追い付かず、それまで当たり前だった思考が根底から覆される恐怖から身の周りの全てのものが疑わしく思え、心が壊れそうになっていることを自覚しながら、それでも、一度「頭が働く状態」を知ってしまった私は、薬を手放して、頭に靄《もや》のかかった生活に戻ることもできなくなっていました。

主治医は一番知りたいことを教えてくれない

振り返れば、思い当たることはいくらでもあったのです。10代の頃は、授業中、どんなに教師に怒られても、怒られている最中ですらも居眠りしていましたし、家に入った瞬間に玄関で意識を失うことも頻繁にありました。「お兄ちゃんみたいにできないから勉強は嫌い」と思った最初の体験は、勉強中に眠り込む私への親の激怒でした。もしあの時にナルコレプシーだと分かっていれば、要領の悪い自分をこんなに嫌いにならずに、親から「できない人」と言われることもなく、劣等感を生きる人生になんてならなかったんじゃないか。そう思うと、今更どうしようもないと分かっていても、ひどく憂鬱な気持ちになりました。

「もし、今のこれが本来の自分の思考なのだとしたら、今までの26年間、私は起きているのにほとんど眠っていたことになってしまう。今までの私の人生は全部無駄だったんじゃないか」と話す私に、主治医は「20代で分かったなら早い方ですよ」と返しました。私は自分の気持ちと付き合う方法を知りたかったのですが、「薬を飲む前の自分と今の自分はどちらが本来の自分なのか、自分が分裂しているように感じる」という悩みは医学の範疇《はんちゅう》を完全に脱していましたから、私の求める答えが返ってこないのは当然のことでした。

それでも混乱の渦中の私は、私がその気持ちと付き合う方法を主治医が教えてくれないことに、薬だけ出して終わりなのかと、どうして一番知りたいことを教えてくれないのか、どうせ私のことなんてどうでもいいんだ、と不貞腐れました。私は、自分の頭と心が嚙み合わない苦しみを、「私の病気について一番よく知っている人だから」「他に頼れる人がいないから」という理由で主治医に押し付けようとしており、「私が信じなくてはいけない人は、私の全てを救ってくれる人ではない」なんて、医療において当然の事柄であるにもかかわらず、混乱の中で、それすらも分からなくなっていました。

疲弊した精神の中、インターネットでナルコレプシーについて調べた時に出てくる、「医者が出す薬なんて飲まなくてもナルコレプシーは解決できる」というサイト（多くはサプリメントの広告でした）を、私は表面上はバカにしつつも、どこか魅力的に感じていました。薬を飲まずに入眠時幻覚を見るのは辛い、でも薬を飲むことで起きる過覚醒も嫌、そして根治療法がない中でこの先何十年も薬を飲み続けるのは不安、そんな私にとって、「薬を飲まなくても治る」は、とても耳触りの良い言葉で、そんなにおいしい話があるわけないと分かっていても、縋《すが》りつきたい気持ちが生まれました。「もう眠気や幻覚に悩まされない」「体質は改善できる」という言葉は、今思えば単なる妄言ですが、その時は、何でもいいから優しい言葉が欲しかった。研究者が人生を懸けて病態の解明に全力を尽くしている病気が、たかがサプリメントで治るなんて有り得ないと、そんなものは詐欺のような商売の売り文句だと頭では分かっていても、「万にひとつの可能性でも、それで治るなら」と信じたい気持ちもまた、否定できるものではありませんでした。

代替療法に手を伸ばさずにすんだ理由

私が代替療法に手を伸ばさなかった理由はただひとつでした。自分の職場で、「癌は食べ物で治るって本に書いてあったから」「酵素風呂で治るって聞いたから」と治療を中断し、いよいよ病状が悪化して死の間際に病院に運び込まれ、そのまま亡くなる患者さんを日々看ているからです。代替療法に期待を持ち、私の前を去った患者さんが、肌の色も変わり、全身に水が溜まって息もできないような状態で運び込まれた時、ささやかな再会の喜びすら感じる間もなく冷たくなっていく手を握りながら、あいつらなんてことをしてくれたんだ、と叫び出したい気持ちに駆られます。少しでも長く生きたいと願う患者さんが治療を忌避するような言説を流布する、その愚かな行為への憎しみでいっぱいになります。人の命を何だと思っているのかと、お前達の金や名声なんかのために私の患者さんを危険に晒すなと、怒りで身体が震えます。だからこそ、自分が患者としての混乱に置かれ、医療従事者は何があっても言えない「絶対」「治る」という言葉が、気休めであっても患者側の心を摑んでしまうと実感した時、どうすれば良いのだろうかと愕然としました。

もちろん、標準治療と呼ばれる、医学的正当性が「ある」とされている治療だって、必ず患者さんを治せるとは限りません。医療がリスクとベネフィットの両輪であることは先述の通りですし、「代替療法や治療忌避を信じてその結果で苦しむのも、それも選択として尊重されなければいけない」と私に話す人もいます。医学一辺倒になってはいけないことはよく分かります。それでも、利益や信条を満足させる手段として安易な治療まがいのことを行う人間と同列に並べられるのは、心の底から苦しくて腹立たしいのです。

幸運にも、私のナルコレプシー治療の主治医は、私が「どうしたらいいか分からない」とどんなに泣いても、まとまらない話をしても、面倒くさそうな表情ひとつせず、ひたすら話を聞いてくれる人でした。仕事も、執筆も、裁判も、病気も、一気に上手くやろうとして何から手を付けたら良いのか分からなくなっている私に、主治医は「できる範囲のことから」と根気強く向き合ってくれました。徐々に生まれた「先生は受け止めてくれている」と思える心情は、代替療法への期待を忘れる安心感に繋がりました。ナルコレプシーの診断から1年が経つ現在、まだ思考と精神の整合性がきちんと取れているわけではありませんが、「のんびり病気と付き合っていこう」と思えるくらいに安定に向かっている根底には、主治医の人間性への信頼があります。

明らかにエビデンスのない情報を流すテレビや週刊誌やWebサイト、治療まがいの行為を自費診療で行うクリニックなんて全て淘汰されてしまえば良いのに、と思いつつも、患者側の、精神面を含めた全ての混乱を引き受ける力は、今の医療にはありません。医療従事者の人手不足の問題も含め、病院で話を聞いてもらえない、分かってもらえない、そんな患者の不満と不安の中に忍び込む、甘く優しい情報の引力とどう向き合っていけば良いのか。「私を信じれば大丈夫」と、代替療法の彼ら彼女らは無責任に言うけれど、「絶対に良くなる」などという都合の良い現象が存在しない医療において、私は「私を信じれば大丈夫」なんて嘘は言えません。治療をやめようとする患者さんに私が言えるのは「何でも試したら良いと思うけど、あなたとまた会いたいから、私はあなたが大好きだから、たまには顔だけ見せに来て欲しい」と、自分の人間性に引き寄せるような、弱々しい懇願をすることだけです。

共に歩み寄れる医療を

医療不信について考える時、「こんなに必死にやってるのにどうして信じてくれないの」と泣きたくなります。そして一方で、病の当事者にとって、医療従事者の「必死」なんて関係ないことも、私は身を以て知っています。私達がどんなに手を尽くそうとも、万にひとつの副作用でさえ患者さんの身に起こったらそれは本人にとって「100%実感を伴う経験」になると考えれば、医療は結果が全てなのだと痛感します。あらゆる配慮をしようと、誠実でいようとすればするほど、私達の言葉は曖昧になり、患者さんが求める安心の提供は困難になります。患者さんにとって頭で理解することと心が納得することは、必ずしも一致しません。

医療情報の適切な発信に向けた議論が進むことを含め、医療従事者―患者間のコミュニケーションが健全に行われるための体制の整備が必要です。そしてそれ以上に、患者さんにとっての病をめぐる「感情」が、決して科学的正当性に基づいているわけでも合理的なわけでもないことを、医療従事者も、患者本人も理解し、その上で、人としての対話を続ける必要があると私は考えます。

医療不信を解消するための特効策なんて存在しない。不安と恐怖が綯《な》い交ぜになる病の心の中で、何を信じ、誰と共に病に向き合えば良いかは、一瞬で結論が出るものではなく、思考を進めたり、引き返したりしながら少しずつ積み上げていくものでしょう。だからこそ、医療従事者―患者双方が、互いに人間であると認識し合った上での、共に歩み寄れるような医療を模索していけたら、と私は願っています。

＊1　宮城惠子・伊佐雅子「患者の視点からみた医療不信とコミュニケーション」Kyushu Communication Studies, Vol.10, pp14-36, 2012
http://www.caj1971.com/~kyushu/KCS_10_04_Miyagi_Isa.pdf

*2 Hajira Dambha-Miller, Adina L. Feldman, Ann Louise Kinmonth, Simon J. Griffin. Association Between Primary Care Practitioner Empathy and Risk of Cardiovascular Events and All-Cause Mortality Among Patients With Type 2 Diabetes: A Population-Based Prospective Cohort Study, The Annals of Family Medicine,17(4),311-318, 2019.
http://www.annfammed.org/content/17/4/311.long

*3 中谷内一也「ゼロリスク要求についての領域分類：認知的特性の探索的研究」社会心理学研究，17(2),pp63-72,2002.
https://www.jstage.jst.go.jp/article/jssp/17/2/17_KJ00003724861/_pdf

*4 角田由佳「日本における看護婦政策の歴史的展開：経済学からの評価の試み」医療と社会,6(4),86-106,1997.
https://www.jstage.jst.go.jp/article/iken1991/6/4/6_86/_pdf

*5 日本医事新報編集部「【はやわかり解説】〝医療否定〟キャンペーンの実態：コンセプトは『医者に騙されるな』［特集：医療不信患者への対処術～強まる逆風に、医師はどう立ち向かうべきか～］」日本医事新報,4844, 24-31, 2017.

*6 利根川恵子「医療報道が現場にもたらすもの」ばんぶぅ,3, 32-35, 2001.

*7 近藤誠『抗がん剤は効かない』文藝春秋、２０１１年

*8 日本睡眠学会「ナルコレプシーの診断・治療ガイドライン」
http://jssr.jp/data/pdf/narcolepsy.pdf

6章 私は生活保護を受けようと思っていました

——生活保護の患者さん

うつ病で仕事を失った体験

私がはじめて生活保護を強烈に意識したのは、うつ病で仕事を失った時でした。

私は24歳でうつ病を発症しました。原因は複合的だったとしか言いようがありませんが、その多くは当時の仕事に関連していました。看護師になって2年目で、自分の行為が他者の生死に直結する日々のプレッシャーに疲れていた部分もありましたし、人間関係のギスギスした病棟で、ミスをする度に「あんたのせいで他の人が困るんだよ」「看護師向いてないんじゃないの」と、具体的な解決策も提案もなく上司からの人格否定を受け、申し送り中すらあからさまに無視されるといった、いわゆるパワハラに近い環境だったことも影響していたでしょう。夜勤の多い不規則な生活も心身の負荷に拍車をかけていましたし、慣れ親しんだ東京の生活から一転して、都内まで電車で2時間近くかかる郊外での生活になり、山に囲まれた田舎の雰囲気や濃密な人間関係に馴染めず、気持ちの落ち着く時間がなかったことも原因のひとつでした。

看護師2年目の夏頃、久々に実家に帰った私を見て母が絶句しました。新卒での入職時に同年代の平均程度あった体重は10キロ近く減り、「明らかに目がおかしかった」という私はよほどひどい顔をしていたのだと思います。学生の頃はパニック障害と摂食障害から精神科に通っていたのですが、引っ越しと共に精神科への通院はやめていました。母からすぐに精神科へ行くよう説得され、半ば引きずられるようにして受診した私が受けた診断が、うつ病でした。抗うつ薬を処方され、「すぐに仕事を休んでください」と医師は私に話しました。

それでも翌日、夜勤の代わりはすぐには見つからないから、と出勤した私は朝方職場で意識を失いかけ、これは本当に駄目だ、患者さんの前で倒れて事故になる前に休まなきゃ、と思い、夜勤明けに師長に休職を申し出ました。

最低限の荷物だけを持って実家に帰ると、張り詰めていた何かが一気に切れ、翌日から、風呂とトイレ以外ではベッドから起きることのできない生活が始まりました。目が覚めても、起き上がりたくても、身体が重く、動かないのです。抗うつ薬の副作用の吐き気が強く出ていたため食事はまともに摂れず、数週間、ウイダーinゼリーやカロリーメイトゼリーといった栄養補給ゼリー以外の食べ物は口にできませんでした。

オーバードーズで救急科に

目が覚める度、今日も明日も予定がない、仕事ができないことへの焦りと不安が襲いかかりました。家から出ることができずに一日を過ごしていると、私は社会の役立たずで、どこにも居場所がないと、私に生きている意味なんてあるのだろうかと考え始め、一度そう考え始めると止まらなくなり、さらに塞ぎ込みました。

それでも1カ月もすると、仕事によって疲れ切っていた身体は多少なりとも回復し、固形物を食べられるようになり、家の近くであれば人と会うことができるようになりました。一方で、家から連れ出してくれた友人からふとした瞬間に出る仕事の話に、「この人は仕事ができるのに、私はできない」と悲しくなり、誰かと会うことに抵抗を覚えるようにもなっていました。

仕事をしなければいけない。何があっても仕事に行かなくてはいけない。その思いに私は取り憑《つ》かれていました。吐き気をこらえながら食事を口に詰め込み、生活リズムを整え、医師の制止を振り切って、休職から3カ月で職場復帰を果たしました。改めて実家を出て、ひとり暮らしを始めました。

そしてその1カ月後、私は目が覚めたら自分の病院の救急科にいました。連絡なく出勤せず、電話にも出ない私を心配した副師長が私の家に来たところ、大量の向うつ薬と睡眠薬の空のシートと、ウイスキーと日本酒の空の瓶の横で倒れていたと、私は医師の説明を受けました。

オーバードーズでした。200錠近い内服薬、開封するだけで手が痛くなりそうです。薬を飲んだのはうろ覚えに記憶にありますが、なぜそんなことをしたのかはいまいち思い出せません。死にたいと強く願ったわけではなく、ただ、明日が来なければ良いとは思っていたような気がします。当時の私はまともにものを考えられる状態ではありませんでした。病院から実家に連絡がいき、車で両親が来ました。幸い採血データ上はほとんど異常値がなかったため、入院はせず、そのまま実家に帰りました。

「仕事なんてしなくていいから、生きてくれるだけでいいから」と母は泣きながら私に言いました。あれだけ不仲で、「資格を取れ、自立しろ」と言い続けてきた母にそこまでの思いを持たせてしまった申し訳なさは、逆に私にとって「はやく心配させないよう、一人前にならなくては」と焦燥感を募らせるきっかけとなりました。

生活保護バッシングのもと

その後総合病院を退職し、小さなクリニックに就職しました。病棟勤務のような多忙さや夜勤がなく、規則正しい生活で、少しずつ回復に向かっているような気がした矢先に、知人男性からの性暴力被害に遭いました。詳細は別の章に書いた通りですが、あの出来事が起きたのは、新しい生活を始めてたった3カ月の時でした。

人と会うのが怖くなり、再び家から出ることができなくなりました。仕事を失い、「生きること自体が私に向いていなかったんだ」と感じました。朝が来る度自分が存在している事実が許せず、それでも、心配してくれる親や友人の心情を考えると、自ら死を選んで、周囲の人々を裏切るのは気が引けました。

諸々と過ぎる日常の中で、お酒を飲んでいる瞬間だけが、生きている申し訳なさを忘れさせてくれました。お酒を飲みに行くためなら、外出する意欲が湧きました。日に日にお酒の量が増え、一日のほとんどを、酔っているか二日酔いかで過ごす中、アルコール依存になりかけている自覚はありつつも、シラフの瞬間ほど性暴力のフラッシュバックに襲われ、「これだけ辛いんだから仕方ない」と思いながらお酒を飲む日々を過ごしました。

こんな生活を続けていたらさすがにいつか親とも縁を切らなければいけないだろう。そもそも親が今働いているからといって、いつまでも元気な保証もない。自分が働ける見込みもない中で、それでも「死ぬ」という選択肢を排除した時、生き延びる方法として、生活保護が思い浮かびました。生活保護における扶養義務は、実家を出て世帯を分ければ両親が絶対に負わなければいけないものではないと知っていましたから[*1]、これ以上迷惑をかけないために生活保護は現実的な選択肢だと感じました。それと同時に、世間の生活保護バッシングや、病棟で働いていた時に看てきた生活保護の患者さんのネガティブな側面を思い出し、「生活保護なんて受けたら本当に人生終わった人としてみられてしまう」という恐怖も湧きました。

生存権を保障する制度

生活保護は、憲法第25条の「生存権保障」に基づき、自力で生活できない人々を国家として助ける制度です。生活保護法の第1条は「国が生活に困窮するすべての国民に対し、その困窮の程度に応じ、必要な保護を行い、その最低限度の生活を保障するとともに、その自立を助長することを目的とする」ではじまります。条文は「すべて国民は、この法律の定める要件を満たす限り、この法律による保護を、無差別平等に受けることができる」と続き、その「国民」の生活態度や性格といった個人差が生活保護を受ける上で問題となり得ないことを述べます。[*1]

２０１０年代、人気お笑い芸人の母親が生活保護を受給していたという報道をはじめ、生活保護の不正受給に関する報道が過熱しました。このお笑い芸人の母親のケースは、芸人が高収入を得るようになってからは福祉事務所と協議の上で仕送り額を決めて仕送りをし、要請に応じて仕送り額の増額もしたということで、少なくとも芸人の母親の生活保護受給が「不正受給」にあたらないことは確かですが、[*2]マスメディアによって、生活保護の不正受給が増加しているかのようなイメージが助長されたことも事実です。不正受給は度々話題になりますが、日本の生活保護の不正受給は金額ベースで０・４％程度、さらにこの中には「高校生の子どものアルバイト料を申告する必要がないと思っていた」など、不正受給とすることに疑問のあるケースも含まれているのが実情です。[*2]実際のところ社会保障の専門家の間では、不正受給以上に、生活保護を利用し得る世帯であるにもかかわらず、恥辱感や救済制度への抵抗感から受給の申請をしていない世帯の多い、[*3]制度の捕捉率の低さ＝漏救率の高さが問題となっていますが、マスメディアがこれを取り上げる様子を、私はみたことがありません。極端な不正受給の一部の例だけを取り上げて生活保護全体がバッシングされることに、強い憤りを感じます。

「生活保護の患者はわがまま」「働かないくせに」「生活保護なんて自己責任」といった、生活保護受給者へのネガティブな言説を耳にする機会は、残念ながら医療現場では非常に多くあります。生活保護に至る貧困状態には家庭環境や教育機会の差が大きく影響する上、貧困は世代間で連鎖する傾向があるため、[*4] 生活保護が決して自己責任ではないなんて分かりきっていることですが、私には、その事実が医療現場で周知されているとは到底思えません。また、「生活保護受給者は必要もないのに病院を受診する」と、生活保護費の中での住宅扶助や生活扶助と比較した医療扶助の高さや、国保の患者さんと比較した医療費の高さが話題になることもありますが、そもそも生活保護受給者の8割近くは高齢者世帯もしくは傷病・障害者世帯ですから、[*5] 医療費が高くなるのは当たり前です。

当たり前にできていたことが何ひとつできない

うつ病の発症からオーバードーズ、性暴力被害が引き金になったアルコールへの耽溺《たんでき》と、社会復帰が遠ざかり続ける中で、私は生活に必要なものの順位をつけることができなくなっていました。例えば朝から食事を忘れ、夜になって何か食べなければと慌ててコンビニに行った時に、食べ物を買わなくてはいけないのに、並んだ商品の多さに圧倒されて何を選べば良いか分からず、どうして分からないのかとパニックになって何も買えずに店を出ることが何度もありました。金銭に関しては特に優先順位のつけられなさが顕著で、数百円の洗剤は高くて買えないのに、バーで何も考えずに数万円のシャンパンを開けてしまう、というような矛盾が頻発しました。頭のどこかが機能していないと分かりつつも、どうすることもできずに自信を失い、「生きるのに向いていない」とさらに落ち込みました。

「生活保護なのにパチンコばっかりしている」「保護費で酒を買っている」と、生活保護受給者の金銭の使い方を非難する言説を、よく耳にします。パチンコはギャンブル、お酒はアルコールへの依存症であり、「やめたくてもやめられない状態」ですから、必要なのは非難ではなく回復のための支援です（これに関する詳細は、別の章に記述します）。それに加え私は、自分の心身が壊れて判断能力が著しく低下した時、「生活保護を受けている人が生活に必要のないものを買わずにいられない状況には、私のような倒錯があるのではないか」と感じました。普通に仕事をして普通に生活をする中では当たり前にできていたことが、何ひとつできない。どうしてできないのかを説明することすらできない。その絶望は、働けない当事者になって初めて分かる苦しみでした。自分が生活保護を受けたら「保護費を無駄遣いしている」と言われるであろうと、容易に想像がつきました。

ネガティブな感情が生まれることにも理由はある

医療従事者の生活保護へのネガティブな感情自体は、理解できないわけではありません。生活保護法は無差別平等の原則に基づいて運用される特性上、社会性が極端に低く、医療従事者に対して攻撃的な態度であったり、治療への協力の得られないような方もその対象に含みます。医師、看護師は治療やケアの専門家ではありますが、生活保護をはじめとする社会保障に関してまとまった知識を習得しているわけではありません。そこに加わる多忙による疲弊から、「自分はこんなに忙しくて辛い中で働いてこれしか給料を貰えないのに、どうして働かない人間が、(一見)悠々自適(に思えるよう)な暮らしをしているんだ」と、患者さんの背景を考えることができなくなっているように思います。また医療現場で、対応の困難な患者さんに関して年長の職員が「生活保護だからね」と言ってしまえば、若年の職員は「そうか生活保護だから面倒くさいんだ」と短絡的に思考するようになります。

うつ病を発症する前、生活保護の白血病の患者さんをお看取りしました。元々自営業で、経営が上手くいかずに心身の調子を崩し、生活保護を受給し始めた経緯を持つ方でした。ナースコールがとても多く、看護師と、「めまいがする」「貧血だからね」、「腰が痛い」「骨髄穿刺《せんし》の後だからね」、「なんで こんなに熱出てるの?」「今検査してるでしょ」と、同じやり取りを何度でも繰り返す、看護師としてはわかりやすく「手のかかる」患者さんでした。せん妄の患者さんが大暴れしている最中でも、集中力を要する処置の最中でもお構いなしの数分おきのナースコールに私は疲れ果てていて、正直「これだから生活保護は」と思っていました。

ある日、ナースステーションの横の面談室で彼は、白血病が進行して手の施しようがありません、残りの時間をどう過ごすか考えてください、という医師の説明を、ひとりで受けていました。病室に戻った彼の最初の一言は「俺、何かそんなに悪いことしたのかな」でした。私は二の句が継げませんでした。彼が病気を何かの罰だと考えていたことに、ではありません。心のどこかで、「10年以上も生活保護を受けて暮らしていたのに今更」と思っていた自分に気付いたからです。目の前の人の命に、生産性で優劣をつけていた自分の、その浅はかさを前に立ちすくむしかなくて、どうしたら良いのか分からなかったのです。

数週間後、その患者さんは亡くなりました。命を終えゆく彼との向き合い方は、最期まで分かりませんでした。生活保護を受ける彼は「悪い」のか、人生の中で何らかの原因で働けなくなれば「死んでも不平不満を言うな」ということになってしまうのか。そんな環境の中で私はこれから何十年も頑張り切れるのか。何を犠牲にしてでも頑張り続けなければ、私も、私の大切な人達も、「別に死んでもいい」人になってしまうのか。

私が当時その患者さんを前に、「これだから生活保護は」という感情への戸惑いを持ったのは、おそらく自分がいつまでも頑張れないと薄々気付いていたからだったように感じます。そして、この出来事から数カ月で、先述の通り、自分が倒れることとなりました。

社会のつまはじき者のイメージ

友人の医師は、生活保護受給者への医療従事者の目線に関して、「生活保護受給者のごく一部に、どうしようもない性格で社会不適応であるがゆえに働くこともできず、病院に来てはクレーマーのような態度を繰り返す、こちらのモチベーションを根こそぎ奪っていく人がいて、少数だが複数いる上に同じような経過を辿《たど》っていく。医療従事者は超精鋭とでもいうべきそういった特殊な生活保護受給者の相手ばかりしているうちに、生活保護受給者全体に対する偏見が形成され、生活保護叩きに至る」と話します。その上で、「医師や看護師は彼ら彼女らを受け入れ治療することを強いられる。彼ら彼女らをつまはじきにしてきた社会からそれを要請される。生活保護の知識がなければ、生活保護受給者とはあまねく性格のゆがんだつまはじき者だというイメージが植え付けられかねない」と語っていました。辛辣な言葉ですが、生活保護が、誰が見ても分かりやすくやむを得ない事情の人から、一見して理解し辛い、自己責任論で片付けられそうな人や、医療従事者に対してマイナスの感情をもたらす行為を働く人まで包括的に取り扱っている制度だということを的確に表していると感じます。

治療におけるコンプライアンス不良やコミュニケーションの困難さには患者当人が積み重ねてきた人生の背景があり、本来表面的なやり取りだけで相手の人格を見極めることはできないはずです。しかしそんな理想なんて掲げていられないくらいに私達は疲れていて、知識も余裕もない中で、生活保護が、「なんとなく努力しない人たちのような気がする」記号として、分かりやすい侮蔑の対象になっている面があります。

無論、医療従事者としてのそのような感情は、多くの生活保護受給者とは全く関係なく、我々の知識の浅さと短絡的な思考の成れの果てなのは重々承知してはいるし、それが患者さんの不利益に繋がるなんて絶対にあってはならないと分かってはいます。しかし今でも、私自身に対して不快をもたらす患者さんが生活保護受給者と判明した時、「生活保護」という大きな主語にして自分から切り離せば、不快さに理由がつくような気がする瞬間がないとは、言い切れません。それでも、「こんな奴らのことなんて」と、逆に言えば「私達はいつまででも頑張れるんだ」と思い込みながら提供する医療は、いつか医療従事者自身を壊してしまうと私は思います。

ネガティブな感情を属性に帰結させない

私はその後、生活保護の受給に至ることはなく、別の病院に看護師として就職し、現在も同じ病院で勤務を続けています。心身が回復しきっていない、万全ではない中での再々就職はとても不安でしたし、性暴力被害を受けてから4カ月程度での社会復帰は少し急ぎすぎであった気もしますが、「木村さんのペースでやっていこうね」と言ってくれる同僚と、「フラッシュバックに繋がるような言葉だと認識しているものはある？　できるだけ取り除けるようにするから」とまで言ってくださる上司に恵まれました。最初の半年ほどは、気持ちがどうしようもなく落ち込んだり、前日にお酒を飲んでしまい身体が動かずに欠勤となる日があったものの、職場に居場所があると思えるようになってから、どうしようもない精神の不調で仕事に行けない日、というものはあっさりと消えていきました。

ずっと取り憑かれていた「仕事をしなければいけない」が達成できている安心感もありますが、何より職場の方々の温かさや居場所のあることに救われていました。もし今の病院が、自己責任論や他者への非難の蔓延する冷たい場所であったなら、きっと今頃また精神状態を悪化させて引きこもっていたと思います。運が良かったとしか言いようがありませんし、周囲の方々には感謝してもしきれません。

とはいえ現在も、パニック障害、摂食障害、うつ病、ナルコレプシーと多重の疾患を抱えている状態で、何がいつ悪化するか、いつまた働けなくなるかと不安の尽きない、綱渡りのような毎日を送っています。明日身体が動かなくなってもおかしくないと、そうなったらもう二度と働けなくなる可能性も十分あると自覚する度、足元が崩れるような恐怖で息が詰まります。だからこそ、私がいつか動けなくなってしまった時、それでも私自身が生きるためにも、生活保護は、誰もが必要な時に、抵抗なく受給できるものでなくてはいけないと強く感じます。

医療現場で働く中で、自分に不快をもたらす患者さんが生活保護受給者であった時、「生活保護に至る経緯を持つくらいに何かがある人生だったのだから、攻撃的になっても仕方ない」と考える時もあれば、「生活保護かどうかは関係なく、ひとりの人として接しよう」と考える時もあります。感情が飲み込まれそうになる度、自分が接していない、地域で生活する多くの受給者に思いを巡らせ、[*6]「自分が引き受けたネガティブな感情を、『属性』に帰結させないようにしよう」と背筋を伸ばす日々でもあります。生活保護に限らず、人間に付随する属性や記号の扱いはいつだって難しく、患者さんとの向き合い方は、いつだってケース・バイ・ケースです。

私のような立場でなくとも、誰だって、今日の帰り道で事故に遭うかもしれないし、明日病気になるかもしれない。いつ働けなくなるかなんて誰にも分からない。そうなった時にも、誰にも「生きることを遠慮させない」ための制度が生活保護であり、決して遠くの他人の話ではありません。生き延びるための手段としての、生活保護の現実感を、私達は改めて認識しなくてはいけないと、私は考えています。

＊1　『2019年度版：生活保護手帳』中央法規出版
＊2　生活保護問題対策全国会議編『間違いだらけの生活保護バッシング：Q&Aでわかる生活保護の誤解と利用者の実像』明石書店、2012年
＊3　岩永理恵・卯月由佳・木下武徳『生活保護と貧困対策：その可能性と未来を拓く』有斐閣ストゥディア、2018年
＊4　日本財団「家庭の経済格差と子どもの認知能力・非認知能力格差の関係分析：2・5万人のビッグデータから見えてきたもの」2018年

https://www.nippon-foundation.or.jp/what/projects/ending_child_poverty/img/5.pdf

＊5　厚生労働省「生活保護制度の現状について」
https://www.mhlw.go.jp/file/05-Shingikai-12601000-Seisakutoukatsukan-Sanjikanshitsu_Shakaihoshoutantou/0000164401.pdf

＊6　みわよしこ『生活保護リアル』日本評論社、２０１３年

7章 飲みすぎてしまう葉子、食べられない私

——依存症の患者さん

居酒屋で知り合った葉子

24歳の頃、新宿の小さな居酒屋で、葉子（仮名）という女性と知り合いました。その居酒屋は、来る人は皆常連かその友達で、私も友達に連れられて行ったのが最初だったのですが、男女関係なく初対面の誰かと話すことが当たり前の店で、私にとっては適度な距離感の、居心地の良い店でした。

葉子は私と同い年で、モデルの仕事をしていました。「これから友達のバー行くんだけど一緒に行かない？」と言われてついて行った店は、女性客ひとりにつきひとりの男性店員が隣に座って接客をする形態の店でした。バーっていうかホストクラブじゃないかな風営法的には、と思いつつ、「この人リュウくん。お気に入り」という店員さんの横ではしゃぐ葉子は、「私、女友達いないからいつもひとりで来てて寂しかったんだよね」とも話していました。

二度目に同じ居酒屋で会った時も、「前のとこ行かない?」と誘われ、特に断る理由もなかったので、一緒にバーに行くことになりました。ホストクラブではないから指名は必要ないと言われましたが、葉子の隣にはリュウさんが座り、私の隣にも、前回と同じ男性が当り前のように座っていました。

薄暗い店内には大音量でクラブミュージックが流れ、テーブルの向かい側の葉子がリュウさんと何を話しているのかはほとんど聞こえず、必然的に私も自分の隣の店員さんとふたりで会話をしていました。「仕事何してるの?」「彼氏いるの?」といった、お酒の場でありがちなことを聞かれつつも、口を耳元に近付けてようやく会話ができるくらいの音量のBGMの中では自然と身体が近くなり、お酒が入ってふわふわとした思考の中で、容姿的にとても好ましい男性が私の話に笑顔で頷いてくれて、言葉のキャッチボールは俊敏で、不意に「かわいい」と言いながらそれとなく腰を抱いてくるのはどこか非日常的で、決して嫌な思いではありませんでした。葉子が頼んだのであろう、運ばれてきたテキーラを呷ると、彼がとてつもなく魅力的な人に見えました。葉子もきっと、リュウさんに同じような気持ちを抱いているのだろうとも感じました。

焼酎のジャスミン茶割りに加え、何杯目かのテキーラを飲んでハイになっている時、友人から「今日新宿いる?」というLINEが届きました。ここにいるとハマってしまいそうだな、危ないなと思いつつあった私は「すぐ行く」と返信し、「友達に呼ばれたから行こうと思うんだけど、一緒に行く? ここにいる?」と葉子に訊くと、「ここにいる〜、またね!」と、葉子は私にひらひらと手を振りました。店の前まで送ってくれた店員さんに連絡先を訊かれましたがやはり、ハマってしまいそうだな、危ないな、と思ってお断りしました。

会う度に増えていく飲酒量

葉子と知り合った居酒屋に行けば大抵葉子は先にいて、モデルの仕事がなかなかうまくいかないことや、一緒に仕事をしたカメラマンから露骨にセクハラをされて疲弊していることを話していました。「モデル仲間と一緒にいると、プライベートの自撮りも常にインスタ映え意識して笑わなきゃいけなくて、そういうの苦手だからあんまり業界に友達いないんだよね」と苦笑いで言っていた次の週に、「風俗もやってたのが親にバレて勘当された、二度と帰ってくるなって言われた」と話していたあたりから、葉子の飲酒量は、会う度に増えていきました。葉子の行きつけのバーには、その後葉子と一緒に何度か行きましたが、ハイペースでテキーラやイエーガーを何杯も飲み、ベロベロに酔って席でリュウさんにキスを求め、店が閉店する朝になるとリュウさんと共にラブホテル街へ消えていく様子、そして数日後に「二日酔いで吐きながら仕事しちゃった」と連絡が来るのは、どこか心配でもありました。

しばらくして私が忙しくなって居酒屋に行かなくなり、葉子と会う機会は減ったのですが、葉子から「一緒にシャンパン開けない？」「今日私は行けないいんだけど、リュウくんバースデーだから行ってあげてくれない？」といった連絡が来ることを私は快く思わず、葉子への返信は徐々に遅くなっていき、いつからか、葉子からの連絡は来なくなりました。

「お酒を飲むと現実忘れられる」

「葉子、アルコール依存で入院したらしいよ」と知人に言われたのは、葉子からの連絡がなくなってから数カ月が経ち、久しぶりに彼女と知り合った居酒屋に行った時でした。驚きが半分と、ああやっぱり、という気持ちが半分で、あの時ちゃんと返信して一緒にいたらアルコール依存にはならなかったのかもしれないと苦い思いはありつつ、でもあの時には既に私がどうこうできるような状態ではなかっただろう、とも思いました。私自身が性暴力被害に遭った後の不安定な精神状態で、他人のことまで気にできない状況でもありました。

さらに数カ月が経ち、葉子が退院したという噂《うわさ》を聞いた頃、私は「最近どう？」と葉子に

LINEを送りました。葉子から「ひさしぶり！　お酒飲めなくなっちゃったからカフェろ」と、ハートの絵文字付きで返信がきました。高円寺のカフェでアイスティーを飲む葉子は、以前より少しふっくらとしていて、「聞いてると思うんだけど、入院してたんだよね」と話し始めました。

18歳で東京に出てきたものの、モデルの仕事だけでは生活できず、親とは元々不仲で仕送りも期待できず、モデルと性風俗の仕事を掛け持ちしていた。モデルの仕事が軌道に乗り、性風俗を辞めようと考え始めた矢先に、地元が一緒の知人が偶然店のホームページで葉子の在籍を見つけた。性行為と口止め料を求められ何度か応じたものの、要求はエスカレートし、限界だと思って断ったところ、逆上した相手から、実家にホームページの宣材写真と性行為中の写真を送りつけられた。葉子の話は性風俗や水商売で働く友人達の「親バレ」のエピソードとして珍しいものではありませんでした。

「父親が母親のこと、お前の教育が悪かったせいだって責めて、お母さん発狂して自殺未遂しちゃって」と、葉子は淡々と話しました。「（モデルの）事務所に写真送られたらどうしようってほんと不安で。バーはほとんど毎日行ってて、リュウが店終わってから一緒にいてくれる日はいいんだけど、そうじゃない時、帰り道にもお酒飲むようになって、起きたら家に記憶ない空き缶転がってたり、知らない男が寝てたり。リュウから『マジでやばいよ、病院行け』って言われて、病院行ったらすぐ入院した方がいいって。先月退院してからお酒飲んでないしバーにも行ってない。リュウにはたまに連絡するけどあんまり返ってこない」私からの質問を予想していたのか、それとも話したいことを話しているだけなのか、葉子は私が口を挟む間もなく一気にそう言い切りました。

私は葉子に、「お酒に依存してた？　リュウさんに依存してた？」と訊きました。ずっと気になっていたことでした。私から見た葉子は、お酒が好きというよりも、たくさんお酒を飲むことで使う金額を上げ、少しでもリュウさんが長く席にいられるようにしているようでした。リュウさんと一緒にいようとしていて、リュウさんと一緒にいるにはお酒とお金が必要で、その環境の中で彼女はアルコールから離れられなくなっていった。私はそんな風に感じていました。葉子は数秒間の沈黙の後にこう答えました。「どっちっていうものじゃないと思う。両方、としか言いようがないよ。お酒を飲むと現実忘れられるのはあったけど、そもそも風俗親バレなんて人に言えないじゃん。リュウはそれ知っても引かないでくれて、風俗なんて汚いって言わなかった……付き合おうとは言われなかったし、結局枕（営業）だったけど」

「お酒飲まなくなったらお腹空くようになったし朝起きられるし最高だね。私はマロン（葉子が飼い始めていた犬）のために生きるわ」と話しながら笑う葉子に、上手に返す言葉を、私は持っていませんでした。

それから2年が経ち、葉子はまたお酒を飲むようになりました。以前のように前後不覚になるまで酔うことはないものの、主治医にそのことを話したのかと訊いたところ、「言ってないよ、もう来るなって言われそうだし」との返答でした。私は、主治医に話せとも酒を飲むなとも、自制できるならいいんじゃないのとももちろん言えず、今も心配を顔に出さないようにしながら、せめて危険なことのないようにと思いつつ、毎月のように、初めて出会った居酒屋で葉子と待ち合わせては、共にお酒を飲む日々を続けています。

刷り込まれているイメージ

覚せい剤や大麻、脱法ドラッグ（後の危険ドラッグ）等をはじめとする薬物は、日本では覚せい剤取締法や大麻取締法といった法規制の対象とされ、使用・所持共に違法とされています。[*1] 1980年代からは「覚せい剤やめますか、それとも人間やめますか」、その後は「薬物乱用はダメ。ゼッタイ。」のキャッチフレーズのもとに、国を挙げて啓発活動が積極的に行われており、私は後者の教育を受けた世代です。薬物は社会の爪弾き者やダメな人間が使用し、一度でも使ったら人生まるごと無駄になる、というイメージは、一般の方だけでなく、大抵の医療従事者にとっても、これでもかというくらいに刷り込まれているものかと思います。

摂取すると酩酊などの快反応が得られるために連用、乱用されやすく、ついにはその使用が他のいかなる行動よりも、より高い優先度を持つようになる状態、すなわち依存状態を呈するようになる薬物を、精神作用物質と呼びます。[*2]

薬物乱用や薬物依存というと一般には、覚せい剤、麻薬（ヘロイン、コカイン、LSD、MDMA等）といった使用自体が法律で禁止されているものや、有機溶剤（シンナー、接着剤等）のように、薬物としての摂取が禁止されているものが想像されますが、違法薬物だけでなく、医薬品の睡眠薬や鎮痛剤、アルコールも精神作用物質であり、日常生活に支障の出るような多量の摂取は「乱用」とされます。そして「行為」である「乱用」を繰り返した結果、その物質の使用を止めようと思っても、摂取したいという渇望に抗しきれず、自己コントロールできずに物質を乱用してしまう「状態」が、「依存」と呼ばれるものです。[*3]

葉子は、アルコール依存症の自身を「お酒を飲み始めると、飲み終わったらすごく怖いことが起きるんじゃないかって考えちゃって、やめられなくなっちゃったんだよね」「お酒を飲んでる時だけ、自分は大丈夫って思えた」と振り返りました。彼女の話を聞くうちに、私は自分が15歳から現在まで、10年以上振り回され続けている摂食障害とよく似ている、と感じました。

拒食と過食嘔吐を繰り返す

ギャンブルをはじめとする「行動」をやめられない状態について、ガイドライン上では、「物質依存と共通の病態が推察され、それを支持するさまざまなエビデンスが集積されてきたが、物質依存と同一の病態といってよいかどうかについては、まだ議論が分かれる。このため、行動に対しては、依存よりも広い概念であるアディクション（嗜癖《しへき》）という用語が用いられる。すなわち、アディクション（嗜癖）とは、物質と行動の両者をカバーする用語である」とされます[*2]。精神科領域では以前より過食が嗜癖行動とみなされてきたことに加え、最近では拒食も嗜癖行動であるとの見方が強まっています[*4]。

私は幼少期から親によって存在を否定される経験を繰り返し、「自分は間違った存在だ」

という思いを抱えて育ちました。思春期に差し掛かった15歳の頃、「頭が悪いのはどうにもならなくても、痩せてかわいくなれば、誰かに認めてもらえるんじゃないか」という気持ちで、ダイエットをはじめました。

当時、ティーンエイジャー向けのファッション誌では毎月のようにダイエットの特集が組まれ、中には「サラダしか食べない」「水しか飲まない」といった極端なダイエットに没頭するモデルの姿が、効果的なダイエット実践かのように誌面に掲載されていました。「かわいくなるにはこれくらいやらなきゃいけない」と考えた私は、口に入れるものひとつひとつのカロリー計算を行い、それが面倒くさくなると「何も食べなければこんなことしなくても大丈夫」と食事を拒否し、しかし空腹に耐えられなくなって一度食べだすと止まらず、大量の水と共にトイレで嘔吐する状態に陥りました。ダイエットをはじめて数カ月で、拒食と過食嘔吐を1～2週間おきに繰り返すようになり、朝起きた瞬間から夜眠るまで、常に食事のことを考えるようになっていました。

大学入学後、精神科に通って一旦は食事への拒否と執着は落ち着き、同世代の平均程度の体重になったものの、20代前半でうつ病を発症、食事が摂れずに体重が激減し、「痩せてかわいくなった」と褒め言葉として言われたことをきっかけに、拒食が再発しました。

15歳でダイエットをはじめた直後は、「痩せたい」という明確な目的があったものの、発症から10年以上が経つ現在、空腹を感じる脳の機能が働かなくなり、空腹感自体がほとんど存在しません。というよりも、腹部の違和感や身体のだるさがあっても、「お腹がすいた」という認識につながらないのです。レストランでのコース料理は「食べなきゃいけない」というプレッシャーに耐えられずに大抵メイン料理のあたりで身体が摂取を拒否し、SNSで流れてくる食べ物の写真を見て「おいしそう」と思う感覚もありません。一時期、私は食べなくても動けるのだと勘違いし、体重がどんどん減っていくのを喜んでいましたが、極端な疲れやすさとだるさ、めまいに悩みました。検診で低体重と貧血を指摘され、その後、数日間にわたってほとんど何も口に入れなかったため、冬にもかかわらず、脱水症状を起こして職場で動けなくなる事態となりました。現在は仕事のクオリティに影響が出ることを恐れ、仕事がある日は、仕事に行く前、休憩中、仕事の後、と時間を決めて何か食べるルールを自分に課しています。とはいえ休日は大抵、朝から食事を忘れ、深夜になってようやく食事の存在を思い出して慌ててキッチンを漁ってすぐに食べられるものを探す羽目になる日常です。「食べなきゃやばい」と「食べなければ痩せられるのに」という気持ちの狭間で、当然食事の味なんてなく、機械的にパンやカップラーメンを口に詰め込む瞬間、ひどく惨めな気持ちになります。

お酒を止められない葉子と、食べられない私

葉子の、リュウさんと一緒にいるためにお酒を飲む生活の中でお酒そのものから離れられなくなっていった経験は、私にとって、痩せる喜びのために行う手段であった食事制限が、いつの間にかそれ自体が目的になっていたことと、よく似ていました。いつまでもこのままでいたらいつか命に関わると分かっていても、行動に結び付かない。ちゃんとしようと思っても、いざその瞬間になると、葉子はお酒を止められなくなり、私は食事の存在を頭から消してしまう。「いつもなら明日のことまで考えられるのに、お酒飲んでる時って1時間後のことすら考えられないんだよね。なんていうか、抑制されちゃうの」と葉子が話していた言葉は、痛いくらいによく分かります。

アルコールや薬物といった、摂取してすぐに快楽を得られる物質への依存と、過食嘔吐や拒食といった身体的に苦痛となる行為を習慣化させる嗜癖は一見逆のように見えますが、10代の頃の過食嘔吐を思い出すと、食べ物を胃に詰め込み、大量の水を飲んで嘔吐する度、「これで食べたことがナシになる」と思え、身体的な苦痛を上回る精神的な快楽がありました。

そしてその後徐々に過食嘔吐がなくなり、拒食の一方に至る最近は、症状が落ち着いてきたとも言えますが、身体が麻痺して「食べない」行為が身体的な苦痛ですらなくなっているのだとも思います。

依存症は「孤立の病」

薬物依存症の専門家は、依存症を「孤立の病」と呼び、「痛みは人を孤立させ、孤立は薬物を吸い寄せる、そして、薬物はその人をますます孤立させる」と指摘します。[*1] 依存症に陥りやすい背景には、虐待やネグレクトを受けた経験、自己肯定感の欠如、性暴力被害などが挙げられます。依存症は、本人の自己責任や、意志の弱さの問題ではありません。違法薬物問題に関して、国際的には、薬物問題は犯罪ではなく健康問題とみなされ、規制や取り締まり以上に、公衆衛生的施策や支援の対象となっています。健康上好ましくない、あるいは自身に危険をもたらす行動習慣を持っている人が、そうした行動をただちにやめることができない場合に、その行動に伴う害や危険をできるかぎり少なくすることを目的としたハームリダクションが依存症対策の基本です。[*5] 私と葉子については、互いに、孤立感がピークに達していた時にすぐ傍にあったものが、葉子にとってはお酒で、私にとっては食事制限でした。

タイミング次第では、薬子も私も違法薬物に耽溺していた可能性は十分にあります。別の章でも触れましたが、私は性暴力被害を受けた直後、お酒を飲み始めると止まらなくなる時期があり、仕事が軌道に乗るにつれて収まっていったものの、診断基準と照らし合わせれば、当時の私もまたアルコール依存だったとも感じます。

治療の観点からみれば、薬子にとって望ましいのは生涯にわたる断酒で、私にとっては適切な食習慣ですが、私も薬子も現在、そういった意味での治療目標は達成しておらず、今の状態をハームリダクション的に「回復し続けている」と捉えるべきか、「ひとまず生活は送れているがいつ転落するか分からない綱渡りの状態」と評価するべきか、私には分かりません。

意志の問題ではなく病気であること

日本では、アルコールに対しても他の薬物依存に対しても、また摂食障害をはじめとする嗜癖の問題に関しても医療体制が脆弱です。特に薬物依存に関しては、専門医が全国で20名にも満たない現状があります。[*6] その背景には、依存症の患者さんに、言うことを聞かない、ルールを守らない、やる気がない、暴力的、といった行動が現れる傾向があることや、世間的な「自己責任、自業自得、意志が弱い、人格破綻者」という先入観が医療従事者にも刷り込まれていることが挙げられますが、依存症は単なる我慢や意志の問題ではなく、「病気である」という認識は、広く共有されるべきものです。

私の、一旦は落ち着いたはずの摂食障害が急激に悪化する原因となった、「痩せてかわいくなった」という言葉は、私が摂食障害だと知っている医療従事者から発せられたものでした。本人からしたら何気ない、善意の言葉だったのだろうと思いますが、しかし私にとっては「食べない」行為が正当化されるような気がする言葉で、その後他の人からどんなに「痩せすぎだ、ちゃんと食べてくれ」と心配されても、「頑張って食べよう」という気持ちに結び付きませんでした。他者の無自覚な言葉は、発した当人が思うよりもずっと強く、依存や嗜癖を加速させます。今私が倒れずに日常を送っているのは、摂食を拒否する行為への依存以上に、「看護師の仕事ができる自分」に高い優先順位を置いているからという理由、体調不良で仕事に影響が出たら患者さんの命に直結する恐怖、つまり仕事への執着心に他なりません。摂食を拒否する身体を危機意識で制圧して食べる日常の中で、看護師以外の、もっと体力と精神力を使わない仕事を選んでいたら、今頃取り返しの付かないことになっていたかもしれないな、と感じます。

誰もが依存症になり得る

私自身の経験や、薬子が再飲酒について「もう来るなって言われそうだし」と主治医に言わずにいる現状からも、依存や嗜癖を疾患として捉えるのであれば、医療従事者が依存・嗜癖に対して無自覚であることや誤解を持ち続けることは、当事者との対話を妨げ、治療においても確実に有害となると、改めて考えます。一般の方々に関しても同様であるだけでなく、芸能人の薬物使用報道時に白い粉や注射器がイメージ映像として映されることが、治療中の薬物依存症当事者の回復を妨げると指摘されているように[*7]、依存症への誤解を持ち続けた先にあるのは、社会的に排除されやすい人々のさらなる排除でしかありません。

もっとも、医療従事者は、例えばステロイド吸入薬を使用しながらも煙草を吸い続けるCOPD（慢性閉塞性肺疾患）の患者さんを前に、「しょうがないよね依存症だもの」と言って良い立場でもなく、医学的な、治療に向けた情報を提供することが責務です。そして生活者の「医学的に正しくない行為をする本人」をそのまま存在として肯定しながら、「医学的な意味における健康を守るための情報」を提供するのは、実際のところとても難しい。「あなたの行為は医学的に間違いですよ」と「あなたの存在は間違いですよ」は、本来全く繋がらない事柄のはずなのに、その境界はふとした一瞬に混ざり合い、「あなたの存在は間違いですよ」の圧力に飲み込まれそうになる。私のそんな心情がどこまで他者に当てはまるか分からないけれど、しかし私だけの気持ちでもないように思うと、臨床の中で、依存症が背景にある身体疾患の患者さんを前に、どんな風に踏み込めば良いのか、どうしたら情報を情報のまま、含蓄や圧力なく伝えられるのだろうか、患者さんを傷付けることなく医療の責務を果たせるだろうか、と迷います。「医学的な正しさ」と「存在としての正しさ」が対立するように見えてしまう時の、その板挟みに苦しむこともまた、医療の責務なのだとも感じます。

「褒められるために勉強を頑張る」も「コーヒーを飲まないと集中できない」も、広義の意味では依存とされます。そう考えれば、依存症と無縁な人なんていないのではないでしょうか。誰もが依存症と関係を持つ社会の中で、心の弱さにも、自己責任にも帰結させない依存症の捉え直しを。そしてその先に待つ、繊細で包摂的な迷いを。私は、医療従事者を含めた全ての生活者に、期待しています。

＊1　松本俊彦『薬物依存症』ちくま新書、２０１８年

＊2　新アルコール・薬物使用障害の診断治療ガイドライン作成委員会監修、樋口進・齋藤利和・湯本洋介編『新アルコール・薬物使用障害の診断治療ガイドライン』新興医学出版社、２０１８年

＊3　厚生労働省「薬物問題：相談員マニュアル」
https://www.ncnp.go.jp/nimh/yakubutsu/reference/pdf/soudanManual.pdf

＊4　野間俊一「嗜癖の観点からみた摂食障害」臨床精神医学,45(12),pp1565-1569,2016.

＊5　松本俊彦・古藤吾郎・上岡陽江編『ハームリダクションとは何か：薬物問題に対する、あるひとつの社会的選択』中外医学社、２０１７年

＊6　成瀬暢也『アルコール依存症治療革命』中外医学社、２０１７年

＊7　依存症問題の正しい報道を求めるネットワーク「薬物報道ガイドライン」
http://izon-hodo.net/2017/02/post-96/

8章　性暴力被害を受けて、裁判を起こした

——性暴力被害者の患者さん

noteに投稿した記事

2019年8月19日、以下の記事をnoteに投稿しました。

＊

※この記事には性犯罪に関する描写があります。性暴力被害を受けた経験のある方はフラッシュバックを起こす恐れがありますので、思い当たる場合は記事を閉じるか、信頼できる誰かがそばにいる、すぐにフォローを受けられる環境で読んでください。

私は、都内の病院で勤務する看護師です。

2017年7月、当時24歳の私は、知人の40代の男性医師から性暴力の被害を受け、弁護士に相談し民事訴訟を起こしました。

この2年間、私は被害によるPTSD（心的外傷後ストレス障害）、加害者側から届く脅迫まがいの文面に対する恐怖、直接的な暴力で報復されるかもしれないという不安にまみれた、ひと時も心の落ち着くことの無い日々を送ってきました。

そして先日、東京地方裁判所に出廷し、証人尋問を終えました。この先では、今回私が受けた被害について、当事者として感じる司法制度の課題と、被害者心理について検討します。

事件の概要

2017年7月、私は、知人医師（以下A氏）から、A氏の先輩であるB氏との飲み会に誘われ、私の友人である当時研修医の女性（以下Cさん）に声をかけて、4人で飲み会をすることとなりました。レストランでの会食の後、数軒のバーを梯子《はしご》し、B氏がタクシーで帰宅した後に3人で入ったバーの個室で、お酒をたくさん飲んでいたことから私とCさんは眠ってしまい、私はブラジャーに手を入れられて胸を揉まれていることに気付いて目を覚ましましたが、酔いがひどく、再度意識を喪失しました。

明け方になりCさんから「セクハラされてるから逃げよう」と起こされ、始発の出ている時間だったため、Cさんに手を引かれて最寄り駅まで到着し（A氏は私達の後について改札内へ）、各々電車に乗って解散した後で、Cさんから「キスされてパンツに手を突っ込まれた」と被害の連絡を受けました。その後被害について話した友人に紹介された弁護士に本件を相談し、「物的証拠がないため刑事としての立件は難しいが、民事ならば争える」と返答を受け、私とCさんは連名で損害賠償請求することとなりました。

裁判所に訴状を提出する前に、示談で解決する可能性を考え、弁護士からA氏に対し、損害賠償請求の通知書面を二度送りましたが返信はありませんでした。しかし驚いたことに、私の実家に「本件を週刊誌等に載せたら名誉棄損で訴える」という、私には脅迫と受け止められる文面を送り付けられました。Cさんの勤務する病院の医局にも、同じ文面が届きました。

A氏に示談で解決する気は皆無だと判断し、私達は同年11月に東京地方裁判所に訴状を提出、双方の提出した証拠や陳述書に基づいて裁判が進み、２０１９年7月、東京地方裁判所で証人尋問が行われました。現在は、事件当日から2年にわたる裁判の終盤です。A氏は今回の裁判において「深夜にB氏とタクシーに同乗して帰宅した。原告２人はでたらめを言っている」との主張を続けてきました。

被害を訴えるハードルの高さ

強制性交等や強制わいせつなどの性犯罪は、警察に届け出をする件数が、発生した件数全体の5〜10％とも言われ、多くの被害者が届け出をせず、泣き寝入りしているのが実情です。[*1] 今回私がわいせつ行為の被害を受けた直後に警察に行かなかった理由は、私自身が混乱を極めており、自分が受けたことは被害といえるものなのか、性器挿入がなかったことから被害とは呼べないのではないか、あるいは何かの間違いではないのかと、真っ当に思考が働いていなかったことにあり、被害を自覚し訴訟を起こすまでには、事件について話せる友人と、まとまった時間が必要でした。

私とCさんは元々、仲の良い数名の友人とLINEグループを作っていました。Cさんを飲み会に誘う連絡もグループ全体に送っており、一緒にいるのを知っているグループの友人のひとりから、偶然にも、被害後電車に乗ったタイミングで「飲みどうだった？」と連絡を受けました。それに対するCさんの返信は「酔って寝落ちして、起きたらキスされてパンツに手を突っ込まれてた」というものでした。私はさらなるショックで「死にたい」「（Cさんを）巻き込んで申し訳ない」としか送ることができず、数時間が経ってから私自身の受けた行為を報告しました。

被害を受けた当日は、たいしたことではないと思いたい気持ちや、社会人なのだからこれくらい我慢しなくてはという思い込みで「踏み台にしてがんばる」と友人達に送りましたが、結局、恐怖で家から出ることができなくなり、仕事すら失いました。

「もうだめかもしれない」と私が送ったメッセージに、「君達が受けたのは性暴力だよ」と友人達は返信をくれました。それでも私は、私の仕草や振る舞いが相手にとって「誘われてる」と思ってしまうようなものだったのではないか、私にも非があるのではないかと考えました。友人達は何度も、「君に落ち度はない」「被害は被害だ」「君が受けたのは暴力だ」と言い続け、その上で、「裁判も、方法として考えてみて良いと思う」と伝えてくれたことから、ようやく私は自分が被害者と呼ばれる立場になったことを理解しました。

そして、友人からの「知り合いに弁護士がいるから、話だけでもしてみたらどうかな」との提案を受け、ボロボロの私に代わってその友人が弁護士への連絡と事情の説明、面談の日程調整まで行ってくれたため弁護士に相談することができ、民事訴訟に辿り着きました。

私が声を上げることができた理由は、被害を最初に知らせた友人が、性暴力に関する知識と弁護士への繫がりを持っていたという幸運があったからに他なりません。例えばインターネットで「性犯罪　弁護士」「レイプ　弁護士」などのワードで検索すると加害者側の弁護士の、「無罪になる方法」「不起訴にする方法」といった謳い文句がヒットします。性犯罪の被害者支援を行うワンストップセンターも出てくるものの、検索画面で一見しただけでは被害者弁護なのか加害者弁護なのか分からないものも多いため、弁護士事務所のホームページをひとつひとつ開いて絶望を繰り返すことはあまりに辛く、相談できる弁護士を見つけることさえ難しいと思います。

今になって考えれば、被害直後そのまま警察に駆け込めば良かった。帰宅した直後にシャワーを浴びてしまったことやその日着ていた下着を捨ててしまったことで、取れたかもしれない物証を取り逃してしまったことを今も悔しく思います。その時の私には、突然降りかかった非日常を日常に戻したい、恐怖を自分の中に閉じ込めれば「なかった」ことになると思いたい、性暴力を受けた事実を遠ざけたいといった気持ちが大きく働いていたように思います。

性犯罪被害者にとって、特に加害者が目上の立場である場合、加害者を気遣うような態度を取ることがレアケースとはいえません。[*2*3] 矛盾した行為のようですが、私の取った行動もまた珍しいものではないのだと、被害者特有の心理が立証を難しくしてしまうのだと痛感します。

また、性暴力の被害者が、被害を警察や弁護士等に相談したことで、過去の男性経験や当日の露出の程度などを訊かれ、「お前にも非があったのではないか」と問われるように感じてさらに追い詰められた、という話を聞くことがあります。今回は幸運なことに担当弁護士の人柄が非常に良く、当日に起きた事実について訊かれる中でそのような質問は全く受けませんでしたが、それでも私は、事実を思い出すだけでもフラッシュバックが起き、硬直して喋れなくなる、あるいは泣き出してしまうといった状態ではありました。支援者である筈の相手からセカンドレイプのような質問や発言を受けたら、間違いなく裁判を起こすどころではなく、泣き寝入りしていたと思います。裁判は被害者が事実について話すことが大前提であるからこそ、事実すら話せなくなるような精神的な負担があってはならないと強く感じます。

私は、自分が被害を受けるまでは性暴力、セクシュアルハラスメントに対して「被害を受けたなら正当な方法で訴えるべき」と考えていました。しかし上記のように、性暴力を受けた人間が訴訟を起こすまでには何重ものハードルがあります。訴えようと思ったところで、ひとつでも躓《つまず》けばより深い傷になる状況というものは、あまりにも不安定な立場に被害者を立たせているのではないかと私は感じます。

裁判をはじめてから

先述したように、弁護士への相談の後、私達は加害者から「週刊誌などにリークしたら名誉棄損で訴える」といった内容の文書を送り付けられました（この時点ではまだ裁判所への訴状の提出は行っていませんでした）。その後、訴状提出の後に、加害者側の弁護士事務所から、「本件に関して、A氏の勤務先を特定できる形で被害について口外することは控えるように」という内容の通知書が送られてきました。私が記事を書くことを恐れての文書だったのかもしれませんが、実際のところいまいち真意が分からず、ただひたすら、互いに弁護士を通して裁判を行っているにもかかわらず直接文書を送り付けられる恐怖、真意が分からないからこそ次に何をしてくるか分からない、直接家に来られたら？　後をつけられていたら？　という恐怖で震え上がりました。

私は司法に詳しい訳ではありませんし、弁護士の行為であることから司法上の問題はないのでしょう。しかし、これは被害者の口を塞ぐ行為以外の何なのだと、互いに代理人を立てている意味がまるで無いじゃないかと、加害者側の弁護士が直接本人に接触することには何のルールもないのかと疑問に思います。

事件から数カ月の休養の後、私は新たな病院の一般病棟に就職しました。師長には裁判のことを話し、狭い業界のため、私が働いていることがA氏に知られる可能性はゼロではなく、もしバレたら病院に対してても何をしてくるか分からないことを話しました。私にとって社会復帰ができることは大きな喜びでしたが、一方で、それまでの「直接家に来られたらどうしよう」に、「職場がバレたら、職場に嫌がらせをされたらどうしよう」という不安が上乗せされる日々がはじまりました。

そんな不安は被害妄想だと笑われるかもしれないけれど、人として扱われない性暴力に加えて脅迫まがいの文書を送り付けられている中で、A氏が何をしてくるかなんて予想できなくて、その「分からない」恐怖がさらに不安を助長して、どうしたら良いのか、明日無事に生きていられるのか、正当な方法で訴えているのに、私は正しいことをしているのに、どうしてこんなに辛いのか。黙り込んだ方がよっぽど楽だったんじゃないか、と、常に息が苦しく、気を抜けば涙が出てくる生活を、この2年間送ってきました。

性暴力の証人尋問

民事訴訟の多くは金銭を介しての和解でまとまりますが、今回の件は、延々と長引いた結果、2019年7月、互いが裁判所に出廷する証人尋問に至りました。性暴力被害の裁判では、刑事訴訟の場合は大抵、被害者が加害者や傍聴人から見えないように証言台を衝立《ついたて》で覆う「遮蔽」という措置が取られます。[*4][*5] 民事訴訟で遮蔽が行われることは少ないものの、今回は裁判所側から遮蔽の申請が認められ、私とCさんは、被害者・加害者双方の弁護士と裁判官だけが見える状態で、証言を行いました。

証人尋問ではA氏側の弁護士から私に対し、「事件よりも前にA氏から〇〇さん（医療関連で社会的な高い立場の人）を紹介されていたんですよね？ 自力でそのような人と会うことはできるんですか？」「学生の時キャバクラで働いていたというのは事実ですか？」といった、事件と直接関係のない質問をいくつもされ、事件については、「あなたからA氏に抱き着くようなことはしましたか？」「自分から胸を触らせたのではありませんか？」「なぜ抵抗しなかったのですか？」「声を上げることくらいはできましたよね？」「当日には胸元の開いたような服を着ていましたか？」と、あまりに的外れで、精神的苦痛だけがもたらされる質問を受けました。

有効な証拠を向こうが取れなかったからこそ、わざと私を怒らせて「ヒステリックな女」だと裁判官に印象付けて自分達に有利にしようという作戦だったのかもしれません。それでも、時代錯誤で下品な質問に、怒りを通り越して、こんな話をするために法廷は存在するのか、なぜ誰も止めないのかと、緊張と屈辱で目の前が真っ暗になりそうなのを押し留め、心を殺せ、頭を使えと何度も自分に言い聞かせながら、事実を話すことで精一杯でした。

証人尋問を終え、一番最初に証言した私はその後のCさん、A氏、B氏の証言を聞く必要はないとのことで、裁判所職員の方に入り口まで送っていただき、裁判所を後にしました。そして全員の証人尋問が終わった当日の夜に弁護士より、B氏が突然A氏とタクシーに同乗したという証言を取り消したことと、事件当日A氏はタクシーで帰宅したと陳述しており原告側の証言と食い違っているため、電車で帰っていないことの証明として、A氏が事件当時使っていたＩＣカードを提出させて履歴を照会したところ、２００３年頃に購入して以来全く使われていなかったもの（つまり事件前後に使っていたものとは別のもの）を、裁判以降に再度使えるよう有効化したものであったため、被告側の証言は虚偽だと主張したという話を聞きました。

今後について

証人尋問自体は有利に進みましたが、今は手放しで喜べないのが実情です。訴訟を起こす前は、裁判をすれば全てが明らかになると、正しい方が勝つのが裁判だと思っていました。

しかし実際に裁判をしている現在、先述のような悪質な連絡や証人尋問に加え、相手側が陳述書に書いた「原告は攻撃的な人間で、人格に問題がある」「私が原告に女性としての興味を示さなかったことが気に食わないのだろう」などという論理とはかけ離れた文言を目にしなければならない状況では、正義・不正義以前に、自分が精神的に持つか・持たないかを思考の中心に置かざるを得ません。

被害を受けた記憶の上にさらに積み重なる苦痛や「裁判をしている」という非日常の中で、自分の気持ちがこれからどう動くのか分からず、裁判の終盤だからこそ、何かの拍子に私自身の心が折れて何もかも投げ出してしまうことを、今私は何よりも恐れています。

裁判は正義を問う場ではなく、説得力のある戦略を立て、有効な証拠を適切なタイミングでより多く出した方に軍配が上がる頭脳ゲームだという事実を、この2年を通して嫌というほど叩き込まれました。

性暴力の被害者として

性暴力の多くは、知らない人からではなく、知人や友人といった身近な相手から被害を受けます。[*3] 私は、事件が起きるまで、A氏を医師として尊敬し、A氏のような医療者になりたいと思っていました。信頼していた人間から性暴力被害を受けたこと、無下に扱って良いと、人として扱わなくても、傷付けても構わないと、蔑ろにされた事実をどう受け入れれば良いのか、被害から2年経つ今でも分かりません。

被害を受けたことを一日たりとも忘れることはなく、思い出す度、あの時と同じ身体を今自分が持っていることが、捨てられないことがたまらなく気持ち悪くて、こんな身体を引きずって生きるなんて無理だと、死んだ方がよっぽどましだと絶望感でいっぱいになります。なぜ私がこんな目に遭わなければいけないのかと思うと同時に、私以外にも同じような経験をしている人がいると思うと、やりきれない気持ちにもなります。

また、セクシュアルハラスメント・性暴力は男性が女性に振るうものと思われがちですが、私はそうは考えません。立場や力関係が固定された関係で、上にいる者がその力で相手を支配しようと、歪んだ姿で優位性を示そうとした時に起こる暴力のひとつの形が性暴力です。男女の対立という構図ではなく、女性から男性に対してでも、同性間でも起こり得るものであり、誰もが無関係ではありません。

同じような被害を受けた相手に裁判を勧めるかと考えると、正直、分かりません。訴訟を起こすまでのハードルが高すぎるし、闘うと決めたことで二次被害を受ける可能性もあります。証人尋問になると加害者側の弁護士からセカンドレイプを受けるという話は聞いたことがありましたが、ここまで悲惨なものだとは思いませんでした。

とはいえ裁判を起こした経験を後悔しているかと訊かれれば、それもまた否です。後悔する瞬間は多々ありましたが、泣き寝入りすれば新たな被害者が生まれる可能性を見過ごすことになるから、それが私にとって一番堪えられないことだから。

「酔って寝てしまってセクハラをされる」なんてありふれているのかもしれないけれど、ありふれているから傷付かないなんて、そんな訳がないのです。ありふれているからって無かったことになるなんて、私は絶対に認めない。そういった意味では、嫌なことを嫌だと言い、私自身に誠実に行動することができた事実は、5年後にも10年後にも誇れるものだと考えます。

今回、性暴力を受けたことは不幸でしたが、この件を話した友人達が「それは性暴力だ」と何度でも言ってくれ、取り乱す私の傍にいつまでも居てくれたことに何度も救われました。そして何より、「一緒にサバイブしようね」と、連名で裁判を起こしてくれた友の存在がなければ、ここまで耐えることはできなかったと感じます。皮肉にも、被害に遭ったからこそ感じた人の温かみがありましたし、逆に言えば、性暴力に遭った人間にとって孤独がどれだけのリスクになるかと、信頼できる人間が周りにいない環境で被害に遭ってしまったら、壊れた日常とひとりで向き合わなければいけなくなってしまったら、どれだけ簡単に追い詰められてしまうかと、恐ろしくなります。

裁判に勝ったところで、被害を受けた事実は消えません。生きている限り「被害者」で、完全に傷が癒える日なんて来ないのかもしれません。それでも私は、私の人生の全てが不幸なわけではないと思える落としどころを見つけたい。

以上が、性暴力被害を受けて民事訴訟を起こした経験から考えたことです。性暴力の被害で人生を壊される人がひとりでも減ることを、心から祈って。

＊

次の被害者を出さないために

上記が、「性暴力被害を受けて、裁判を起こした」というタイトルで私が出した記事です。

改行や見出しの修正程度に手を加えましたが、内容は2019年8月に公開したものと全く変わりません。参考資料がWebの記事やテレビの書き起こし程度なのは、当時、統計や論文を読める心境になかったことが理由です。

記事の中にも書いた通り、民事訴訟の多くは金銭を介しての和解でまとまります。証人尋問が終わった直後、私は、事件のことを他者に話してはならないとする口外禁止を条件につけた和解の申し出があるのではないか、と予想しました。口外禁止になって永遠に声を上げられなくなることを恐れ、この記事は、証人尋問の翌日から作成を始めました。キーボードを打つ度に、止血すらされていない、パックリと開いた傷口を自ら抉《えぐ》っているような気持ちになりました。裁判を起こしても、こんなに闘ってもまだ口を塞がれる可能性があるのかと、怒りを通り越して、虚無感で崩れ落ちそうになりながら、1カ月かけて記事を作成し、担当弁護士の確認の後、noteで公開しました。

その後、予想通り加害者側から和解の申し出があり、2019年11月末、「和解したこと以上の詳細（具体的な金額等）を他者に口外しないこと」という条件のもと和解が成立し、事件は終結を迎えました。

「次の被害者を出さない」

私と友人が、合言葉のように何度も確認し合った、民事訴訟の目的です。怒りで暴走して復讐を目的にしない。裁判を、自分達だけのための何かにしない。燃え尽きてしまいそうな日々の中で、裁判の価値を自分以外の誰かに見出すことは、感情に飲み込まれず思考し続けるための拠り所でした。壊れてしまった日常でも、誰かの力になれれば、価値が生まれるような気がしていました。だからこそ、記事を公開し、「心が楽になった」「自分だけが辛いわけじゃないと思えた」と連絡をくださる性暴力サバイバーの方が何人もおられたことに、私は心から救われました。和解の申し出があった時、意地で判決を目指さなくとも、裁判という非日常に苦しみ続けなくても、私は私の生活に戻っても良いんだと感じられました。友人も、「えりの記事を読んで、裁判が終わってなくても、これだけ人に届く、誠実な文章が作れるって分かった。性暴力を受けた人の勇気になったと思うし、次の被害者を出さないことにも十分役に立ったはず」と言ってくれました。口外禁止になる前に全世界に公にした記事以上の事実の詳細を、今後誰かに語ることはできないけれど、それでも大丈夫だと思えるくらいの文章を書けたと、声を殺されなかったと、私は私を誇りに思います。

傷付けられたら暴力、それが当たり前の話

被害を受けた日から3年が経過しました。今もまだ、完全に回復したとはいえない、低空飛行の日々です。

医療現場は、性暴力被害の対応に関わることの多い場所です。日本では、性犯罪、性暴力被害者の支援を行うワンストップセンターの中で病院を拠点としている施設は全体の3割にも満たない程度ですが、犯罪立証のための証拠採取や被害者の回復のためには医療による早期介入が必要なことから、現在看護領域では、アメリカの「SANEプログラム（主に病院の救命救急センターをベースとして性暴力被害者に行う初期ケア）」を基盤とした、性暴力被害者支援看護職の養成が進められつつあります[*6]。

私自身は、性暴力被害者支援看護職の研修を受けようと思いながらも、現在は、研修の中で起こるであろうフラッシュバックに耐えられそうにないことから、研修参加には二の足を踏んでいます。もう少し落ち着いたら受けられたらいいなと考えながら、同時に、性暴力の被害者はどこにでもいるものだと思うと、専門領域だけが支援に特化するのではなく、被害者に関わる全ての人が、日常の関わりの中で被害者のケアをできるには、被害者を孤立させないためにはどうしたら良いだろうか、とも考えます。

性暴力は、「ほんの冗談のつもりだった」「同意だと思った」と、加害者にとってはそれが暴力であるとすら認識されないものも多くあります。被害の経験を口にするだけで、隙があったのではないかと被害者の落ち度が責められる暴力でもあります。それでも、他人がなんと言おうとも、傷付けられたら暴力なのです。どんな「落ち度」があったって、被害を受けても仕方ない理由になんてならない。当たり前の話です。

裁判を起こさなかったら、私はそんな当たり前に気付けなかったかもしれません。自分の経験を内面化して、「私だってこんなに辛い思いをしたんだからあなただって頑張りなさい」と、別の被害者に向かって言ってしまう人間になっていたかもしれません。自分の苦痛や恐怖から距離を作るためにも、裁判をして良かったと、心から思います。穏やかな時間や自尊心や、いろんなものを失ってしまって、時間をかけて回復していくものも、二度と取り戻せないものもあるだろうけれど、それでも。

私以外の誰かがこんなに苦しい思いをしなくて済むように、もし被害に遭ってしまっても、人生の全てを不幸に陥れられない希望を見つけられるように。怯えずに、ささやかな幸せを噛みしめながら、生き延びられるように。

＊1　静岡県警察「性犯罪被害届け出の実態」
http://www.pref.shizuoka.jp/police/kurashi/chikan/qa/higai.html

＊2　ハフポスト「【伊藤詩織さん裁判傍聴記】法廷で一体何があったのか？　性犯罪被害者を支援する立場から」２０１９年7月12日
https://www.huffingtonpost.jp/entry/story_jp_5d27ecc8e4b02a5a5d586459

＊3　「性暴力被害　あまりに知られていないその実態」ＮＨＫハートネットＴＶ
https://www.nhk.or.jp/heart-net/article/127/

＊4　「弁護士らめーん先生による『性犯罪被害者が被害を申告したら起こること』」(Togetter)
https://togetter.com/li/1314101

＊5　裁判所「裁判手続 刑事事件Ｑ＆Ａ」
http://www.courts.go.jp/saiban/qa_keizi/qa_keizi_29/index.html

＊6　石原千晶・Simon Elderton・境原三津夫「わが国における性犯罪・性暴力被害者のためのワンストップ支援センターの現状と今後：性暴力被害者支援看護職の活用に向けて」日本セーフティプロモーション学会誌,11(1),31-36,2018.

9章 医療が差別に晒される時

——医療現場で働く患者さん

医療従事者から見るCOVID-19

2020年6月、この原稿を書いています。

COVID-19、通称新型コロナウイルス感染症について、私の中での存在感が増してきたのは4カ月ほど前、2月の半ばだったと思います。2019年12月頃、中国でこのウイルスによる肺炎が大流行していることをメディアを通して知り、ウイルスの形が、重症急性呼吸器症候群（通称SARS）を引き起こす、2002〜2003年にかけて中国を中心に流行したSARS-CoVと類似しているという報道がありました。どことなく不安になったものの、その後、致死率がそう高くないことや、初期症状が風邪とよく似ていることが判明し、これはインフルエンザのように、一定数の死者を出しつつも私達の生活に馴染んでいくものなのかな、と考えていました。

2月1日、中国の武漢から帰国する日本人のチャーター便に関連する業務を行う、内閣官房に出向していた37歳の警視庁職員が、帰国した邦人を収容する施設内で自殺した、という報道がありました。この件を取り上げる報道はそう多くなく、自殺の原因が過労など業務に直接関わるものかどうかははっきりとしないものの、私の中で、日本で最初のCOVID-19関連死報道が非感染者の自殺であった事実は、衝撃的なものでした。厚生労働省の方々が普段から多忙を極めていることは、「月曜日に下着とワイシャツ5枚持って出勤して金曜まで泊まってる」「国家公務員は労基法の適応外だから」と疲れを滲《にじ》ませながら話す友人達を通じて知っており、そんな中で突発的に業務を圧迫するチャーター便の受け入れを、警視庁からの出向という形で請け負っていた、その心身の負担を想像せずにはいられませんでした。

その翌週、COVID-19に関する学会発表を終えたばかりの感染症専門医の友人と食事に行く機会がありました。「タチが悪いよね、無症状や軽症で済む人も少なくない。けど基礎疾患があれば危険。騒ぎすぎて不安に駆られた軽症の患者さんが殺到して医療崩壊しても死亡者は増える」といった話をしました。ちょうど、乗員乗客計3711名を乗せたクルーズ船、ダイヤモンド・プリンセス号内でのCOVID-19集団感染により、乗員乗客を降ろすことができないまま横浜港に停泊していた船の映像が、毎日のようにテレビで流れていました。クルーズ船は高齢者の乗客が多いことから、基礎疾患のある方も少なくないだろうと、船内の自室に籠りきりではむしろCOVID-19以外の疾患で体調を崩す方も出てくるのではないかと心配しました。実際80代の女性が心不全で救急搬送されたようでした。ダイヤモンド・プリンセス号の船内で患者対応にあたった医療従事者が職場内で「バイ菌」扱いされいじめを受ける、現場で対応したことへの謝罪を求められる、子どもの保育園・幼稚園から登園自粛を求められるといった差別を受けているという報道が流れた時[*1]、感染が拡大したら、医療従事者への市民感情はどうなるのだろうか、と心許ない思いを抱きました。

感染拡大につれ、COVID-19は急激に都内の医療現場を圧迫していきました。3月頃より、市民のマスク買い占めによる流通量の減少により医療機関でのマスク使用に制限がかかるようになり、私が勤務する病院でもマスク使用が一日一枚に、数日後には三日に一枚になりました。4月になって、私の職場は一日一枚の使用が許可されましたが、5月頃まで病院内での支給が途絶えていた現場もありました。

病院にいる細菌やウイルスはCOVID-19だけではありません。喀痰《かくたん》や血液、排泄物に含まれる細菌・ウイルスを日々浴び続けなければいけない中で最低限の感染予防策が取れない環境は医療従事者の心身の安全を脅かし、医療従事者を媒介とした、他の患者さんへの院内感染の原因にもなります。

身の安全が守られないという恐怖感

それまで、ＳＮＳを中心に、ＰＣＲ検査適応について「希望者全員に検査をすることが不安感情の払拭に繋がる」と主張する医師と、「重症者・重症ハイリスク者に医療リソースを割くため、またＰＣＲ検査の感度の低さを踏まえても、希望の有無で検査適応を決めるべきではない」とする医師の間で意見が対立していました。私自身は後者の立場で、平時から崩壊している医療現場の能力に対して不可能な要求をする前者の主張の医師（多くは感染症の専門医でもありませんでした）に憤りを覚えていましたし、「市民の不安に寄り添わない」後者の主張の医師の職場に混乱した市民からのクレームが来るといった話を聞く度、専門家の意見がどれだけ一般市民に理解されないか、不安がどれだけ人間を攻撃的にするかと、医療現場の人間として、心が膿《う》む気持ちで精神的な疲弊はしていました。しかしマスクの支給制限に始まった、具体的に、現実的に自分の身の安全が守られない事態は、そういった市民感情への疲弊とは比にならない、圧倒的な恐怖をもたらしました。

感染拡大の勢いは止まらず、致死率は低いとはいえ分母が増えれば当然重症者も増える状況となりました。個室隔離、防護服着用が対応の原則で、ひとりひとりの患者さんにかけるコストが膨大な感染症の特性や、また症状だけではCOVID-19なのか他の原因の発熱なのか判別ができない発熱患者の受け入れ可能な病院は限られているため、感染症指定医療機関や三次救急医療機関では、病床数の不足から救急外来閉鎖を余儀なくされるところもありました。

3月半ばを過ぎた頃から、「家にいよう」「Stay home」そんな言葉がテレビやSNSに並ぶようになりました。企業のリモートワークが推進され、3月末、感染者の多い東京都内では、不要不急の外出は自粛するよう、小池百合子都知事が広く呼びかけを行いました。

COVID-19が、飛沫・接触感染による感染症であることを考えると、他者との接触機会の減少が感染拡大の防止に有効であることは言うまでもありません。しかし一方で、飲食店やイベント業といった、人が集まる仕事で生計を立てている方々にとって、人が来なくなることは経済的に立ち行かなくなることを意味します。3月時点ではあくまで消費者側に対する自粛の呼びかけでしたが、「自粛は補償とセットで」というキャッチフレーズが生まれるほど、事業者側に対するインパクトは絶大でした。4月7日に緊急事態宣言が発令され、集団感染の起こりやすい、ナイトクラブ、パチンコ店、カラオケボックス、居酒屋（午後8

時までの短縮営業と指定）等への休業が要請されましたが、行政からの、休業に対する補償がなされない（正確には、支援金の窓口はあるが条件や書類の多さから申請のハードルが非常に高い）ことへの市民の反感が強まっています。4月末より徐々に東京都での感染者数は減少傾向に転じ、その後緊急事態宣言は解除され、6月現在は経済再開に向けて動き出していますが、多くの飲食店やイベント業は感染対策のために経営規模縮小を余儀なくされ、廃業となった店舗も多く、さらに感染の第二波がいつ来るか、先の見通しが立たない状況にあります。

医療従事者が直面した途方もない差別

感染のピーク時、私達医療従事者への差別は、途方もないものでした。子どもを育てる看護師は、病院勤務で感染しているかもしれないからと、保育園から子どもを休ませるよう言われました。もしCOVID‐19に感染しても家族にうつさないようにと家族と離れて暮らそうとする医療従事者が、賃貸契約の際に病院で働いていることを理由に入居を拒否されることも、引っ越し業者に断られることもありました。「そんな危ない仕事はしないで欲しい」というパートナーの意に添わなかったため婚約破棄となった医療従事者もいれば、訪問看護ステーションの社用車から降りた途端に、「なんで看護師が外にいるんだ！」と知らない人から怒鳴りつけられたケースもありました。そういった話を幾度も耳にして、いつからか、「もしこの電車の中で私が看護師だってバレたら、私の周りからさっと人が引いていくんだろうな、何か投げつけられてしまうかもしれないな」と考えながら出勤するようになりました。

日本看護協会が4月15日に内閣府と厚生労働省に対して提出した、看護職者への危険手当支給を要請する書面[*2]の中には、「新型コロナウイルス感染症に対応している医療機関の看護職は、『感染するから保育を拒否される』『感染するからタクシーから乗車拒否される』などの謂《いわ》れのない誹謗中傷を受けています」という一文が入りました。また、日本看護倫理学会が4月2日に提示した声明文[*3]の中にも、「人類が直面している脅威の最前線で働く医療従事者が報われないどころか、その家族ともども理不尽な扱いを受け、差別されている実態があります。最前線で働く医療機関の職員は、自身の健康が危険にさらされるような過酷な状況で頑張っているにもかかわらずです」という記載があり、医療従事者が直面する差別への抵抗が強く表明されていました。

「差別とは何か」という根底が揺らいでいた

これまで私は、私自身の経験から医療従事者を、「マイノリティや弱者を差別する属性」

として見てきました。この本でも書いてきた通り、差別を受けやすい属性に対して医療従事者が何らかの共感と理解を持つことが、弱い立場に置かれた人々を排除しない医療に繋がると信じてきました。だからこそ、医療従事者自身が差別され、排除される対象となった現在を、どのように捉えたら良いのだろうかと悩んでいます。

「医療現場で、マスクも防護服も足りない中で、医療従事者が感染リスクに晒され、命を張って患者を守っている」そんな主旨の報道がされる度に、それを見た一般の方々がどう思うのか、と考えました。医療従事者自身が感染しているかもしれない状況を知って、「感染しているかもしれない人に近寄りたくない」と思うのは、それは差別なのか。「感染を避ける行動を」と言いながら、「医療従事者のタクシー乗車を拒否するな」というのは、無茶な要求ではないのか。医療従事者への拒絶心は、本能的で合理的とはいえないのか。

差別とは何なのか、私は今まで何を拠り所に「差別」という言葉を使ってきたのか。その根底が揺らぎ、宙に浮いたような心持ちの時間を過ごしていました。

そんな中で、「医療従事者を避けるのは差別ではなく区別」と私に言った方がいました。どこかで聞いた覚えのある言い回しだ、と考えるうちに、「差別ではなく区別」この言葉が、例えばハンセン病患者の過剰な隔離が正当化されるために使われていた言葉であり、また

HIV陽性者に対して医療機関での診療拒否や福祉施設入所の拒否といった差別対応がなされる時に言われていた言葉でもあり、そして同性愛者やトランスジェンダーは異常だと主張する人々が使ってきた言葉でもあり、さらに最近でいえば、東京医科大学をはじめとする医学部入試で女性や多浪生が減点されていた不正入試問題で「女性は体力がないから、結婚してフルに働けなくなるから」と男女差別を擁護する人々が使っていた言葉そのものであったことを思い出しました。

医療従事者の離職に繋がる

感染リスクがいくら高くても、公共機関の利用を拒否され、他者からの軽蔑を浴びても仕方ない理由になんてなるわけがない。差別は決して区別ではなく、当事者が貶《おとし》められる思いを持ったら、それは差別なのです。「差別ではなく区別だ」と直接言われたことで、私は我に返るように、過去、社会の中で行われてきた差別を思い出し、その大前提を取り戻しました。「排除も合理的だ」と認めてしまえば、それは今回の医療従事者への差別に限らず、あらゆる差別の肯定に繋がってしまう。どんな状況でも絶対に譲ってはいけない人権の存在を改めて認識し、そんな当たり前の前提が揺らいでいた自分を恥じました。

私にとって「差別とは何か」という根底が揺らいでいたのは、マスクやガウンといった最低限の身の安全を守る物資がなく、感染予防策が適切に取れていると自信を持って言えない不安が、「自分が感染しているかもしれない」という恐怖に繋がり、自分が自分をそう思っているのだから他者からそう思われても仕方ないと、差別すらも受け入れなくてはいけないような思いに陥っていたことが原因かもしれません。

そして、そのような気持ちへの傾倒は非常に危険だとも思います。危険な環境下に身を置きながら社会から排除され、医療従事者の立場が恥となるような状況が続けば、私達のモチベーションは下がり、医療従事者の離職に繋がります。私自身、ここまで身体的にも精神的にも守られない仕事なんて割に合わないな、この件が落ち着いたら臨床を離れようかな、という考えが頭をよぎる瞬間は、何度もありました。そして平時から人員不足に疲弊する医療の中で離職が進めば、その割を食うのは確実にすべての患者と潜在的な患者、つまりすべての生活者です。今まで関わってきた患者さん達に対して今後、今までのような医療が提供できなくなる可能性があると思うと、やるせない気持ちになります。医療が守られない所為で、今まで医療によって守ってきた人達が守れなくなる状況になるのは避けたいものです。

私を含め、あらゆる人の中に差別心は存在するでしょう。大切なのは「差別心や軽蔑心を持たないことではなく、それを当事者に投げつけないこと、当事者から何かを奪わないこと」です。思考や思想の自由と、当事者を傷付けない配慮は両立するはずです。「医療従事者への拒絶は差別ではなく区別」という一言から手繰った私自身の内面は、いかに自分が脆《もろ》く、目の前の出来事次第で簡単に思考が変わってしまうかを痛感する出来事となりました。

膨らんだ期待が苛立ちに転じるとき

ウィルスという目に見えない敵が騒動の原因であることも、私にとっては、差別や排除への認識を揺るがす原因のひとつとなっていたように感じます。

別の章に書いたこととも通じますが、ウィルスが目に見えず、実態もわからず、人々にとって頼れるものが医療しかない事実は、医療への期待を高く高く押し上げます。そして未来への見通しの立たない極度の不安の中であまりに膨らんだ医療への期待は、「助けられて当たり前だ」「どうして助けられないんだ」という苛立ちに転じているように、私には見えました。

ＣＯＶＩＤ－19が到来する以前から医療現場で、患者さんや家族に「病そのものを責められないから医療従事者を責めるしかない」そんな混乱をぶつけられることは多々ありました。

理不尽だとは思いつつ、「仕方ないよ、病気で辛いんだもの」と自分に言い聞かせながら、やるせなさから目を逸らして、今まで仕事をしてきました。今回も、医療従事者への差別が表立ってきても尚、「仕方ないよ、そういうものだよ。感染症なら尚更だよ」と考えるようにしていました。

3月頃から、医療機関での院内感染のニュースが相次ぐようになりました。いつ私の病院で同じことが起きるかと怯えながら過ごす日々の中で、医療従事者ではない友人とZoomで話していた時、ふと院内感染のニュースをテレビで見た友人が、「雑な管理してたんじゃないの、呆れる」と口にしました。友人にとっては、ワイドショーへのちょっとした冗談のつもりだったのでしょう。普段であれば苦笑いで流すような言葉です。しかし私は瞬時に激怒し、「自分にできないことを軽々しく言うんじゃない、どんな気持ちでこっちが病院にいるか、何にも知らないくせに」と、友人を怒鳴りつけながら、気付いたら泣き出していました。一瞬で沸騰した私の怒りに友人は驚いて絶句していましたが、私は自分の言葉に、もっと驚いていました。何にも知らないくせに、なんて非医療者に向けて言ってはいけないのに、医療の複雑さは理解されなくて仕方のないものだと思ってきたのに、冷静でいられなかった。怒りを止められなかった。

医療が責められたって仕方ないと捉える思考は、自分の気持ちのコントロールの上で全く役に立っていなかったのだと思い知らされました。医療は万能ではないこと、病がもたらす理不尽は医療がもたらす理不尽ではないことを、もっとずっと早くから、誰に伝えるかは分からないけれど、誰かに伝えなくてはいけなかった。「仕方ない」と諦める気持ちは、悲しみや恐怖を持つことすら許されない日々の中で、頭で心を圧し潰すための方法でしかなかったのだとようやく気付き、そしてその抑圧も、破綻してきていると感じました。

とはいえ、気持ちが破綻したからといってすぐに仕事をしなくて良いという立場でもありません。どんなに不安でも疲れていても、職場の人手はいつだってギリギリですし、仕事をしなければ生活は成り立ちません。

戦争にたとえる言葉に鼻白む

淡々と仕事をしようと思う中、さらに心がささくれ立つ要因となったものが、COVID−19の影響を戦争にたとえる言葉の数々でした。「特攻隊」「命を懸けて」「犠牲」という表現を目にする度、「仕事に命を懸ける気なんてさらさらないし、もちろんコロナで死ぬ気もないわ」と、どこか鼻白む思いを持っていました。もちろんその言葉の多くは、人員も物資も足りない中で医療従事者が奮闘していることを一般の方々が知ったからこその、応援としての意味合いで使われていたことも承知しています。それでも、真っ直ぐにその言葉をエールだと受け取る気持ちにはなれませんでした。「もう疲れた」と現場を離脱する医療従事者がいた時に、「こんなに応援したのに」と、一般の方々が裏切られたような気持ちを持ってしまうのではないかと不安で、そんな市民の気持ちを予測した医療従事者本人が、限界にもかかわらず、悲鳴ひとつ上げられずに頑張り続けてしまうのではないか、そして取り返しがつかなくなるほどに心身を壊してしまうのではないかと恐ろしくなりました。「兵士」「犠牲」という言葉の裏にあるのは医療従事者への過剰なまでに高い期待で、それはもしかしたら、医療従事者が一方で差別を受けていることと同じ根を持っているのではないかと考えました。

私は、自分の人生を、他人によって決められるのが怖いのです。「医療従事者は命を懸けている」とSNSや報道で目にする度、「命を懸けろ」「絶対に逃げるな」と言われているように感じました。休日にすら、休んでいることへの後ろめたさを覚えるようになりました。私の生活は私だけのものであるはずなのに、いつまでも病院に居続けなければならないような思い込みに襲われました。

誰かに対して、属性に基づいて、本人の選択肢を狭めるような言動や行為を行うことが差別ならば、その言動や行動を発する側がどんなに善意だったとしても、当事者が苦痛を感じればそれが差別であることには変わりないはずです。医療従事者に対する視線は軽蔑ではないから差別とは違う、と言われたって、「犠牲」という言葉に、私達は人間ではない何かに置き換えられてしまっているのではないかと感じます。愛や正義のお題目で行われる差別は、差別された当事者が、他者の愛情を素直に受け取れない自分の歪みを味わう苦痛や、他者の期待を受け止められないうしろめたさを持ってしまう点において、時にストレートな差別言説以上に、何重にも息苦しい。感謝されることが嬉しくないわけではないけれど、できることなら、私は淡々と粛々と仕事をしていきたい。どんな時でも誰かに勝手に、死にゆく存在にされたくない。「純粋な応援のつもりで言ったのに」とどんなに部外者に言われたって、譲れない一線を自分の中に保ちたい。それは私の人間としての、ごく普通の願いだと、私は考えています。

差別は差別だからダメ、それ以上でもそれ以下でもない

もうひとつ、私は今回のＣＯＶＩＤ－19の騒動に関連する医療従事者への差別に関して取り乱していたことがあります。

医療従事者から発される「差別するな」という主旨の言説を見る度に、怒りに近い、うまく言葉にできない居心地の悪さを感じていました。医療従事者がそれを言うことは当然のはずなのに、上手に同意できない引っかかりに戸惑い、「私のアイデンティティは医療ではないのか」と混乱しました。

この感情は何なのか、と悶々と過ごす中、日本看護倫理学会が出した「人類が直面している脅威の最前線で働く医療従事者が報われないどころか、その家族ともども理不尽な扱いを受け、差別されている実態があります。最前線で働く医療機関の職員は、自身の健康が危険にさらされるような過酷な状況で頑張っているにもかかわらずです」という声明を読み直した時、なるほどこれが苛立ちの原因か、と思考が合致しました。

「危険で過酷な状況で頑張っているから差別しないで」は、反転すれば「頑張っていない人は差別されても仕方ない」という主張と同義になります。それは、自分からみて頑張っているように見えるかそうでないかで他者の価値をジャッジする行為であり、客観的に見て生産性の低い他者であれば差別しても良い、尊厳を奪っても良い、という認識に繋がります。「生産性がない」と揶揄された経緯のある同性愛や、生活保護をはじめとする、差別を受けやすい属性への差別を強化する危険性を、確実に上げていきます。

報道やSNSで目にする「医療従事者を差別しないで」という言説には、医療従事者が現場で大変な思いをしている現状が、常に同時に載せられていました。他者を説得する材料としてそう言わなければいけない面もあるのは分かっているけれど、大前提として、「差別は差別だからダメ」で、それ以上でもそれ以下でもないのに、誰もがその前提を忘れてしまっているように感じました。

学会の公式な声明文や、多くの医療従事者から「頑張っているから差別しないで」という言説が出る度、ここまで私達の差別心は内面化されてしまっているものなのかとひどく落ち込みました。医療における倫理とは何なのか、自分が差別されないために他の差別を強化するくらいなら、少なくとも私は、直接的な差別を受けたままのほうがずっとマシだとすら思えました。「頑張っているのに差別された」と認識した医療従事者が今後、「頑張っていないように見える人」から「差別するな」と言われた時に、「お前達が頑張らないから差別されるんだろ」という気持ちを持たないとは思えない。医療従事者にとっての被差別経験が、より根深い差別に繫がっていくであろうと考えると、どうしようもなく心細く、暗澹《あんたん》たる気持ちになります。

誰かの命の価値を勝手に決める権利なんて、誰も持っていないはずなのに、他者の目に見える一瞬だけで優劣を決められる理不尽を、私は受け入れられません。「条件付きの差別反対」は、あまりに危険で、それ自体が排除の理論です。

感染症を通して浮き彫りになった差別を、これからどうしたら良いのか。どうしたら、差別されず、差別せずに生きていけるのだろうか。今現在、私の中でその答えは出ておらず、解決策を検討するための手掛かりひとつ摑めていません。差別されて苦しかった経験が、別の誰かを苦しめる方向に転じるなんて不幸がどうかありませんように、と祈ることしかできない自分が、腹立たしくて悲しい。

今はただ、どんな状況であっても、誰が、私が、何を考えていても、目の前の人間をひたすらに治療し生活の援助を行う医療の本質だけは、いつ何時も変わらないと信じて。

＊1　朝日新聞デジタル「新型肺炎対応の医師ら職場でバイ菌扱い：学会が抗議声明」2020年2月22日

https://www.asahi.com/articles/ASN2Q52PHN2QPLZU001.html

＊2　日本看護協会「新型コロナウイルス感染症対応している看護職に対する危険手当の支給等について」

https://www.nurse.or.jp/up_pdf/20200415161006_f.pdf
https://www.nurse.or.jp/up_pdf/20200415160616_f.pdf

＊3 「新型コロナウイルスと闘う医療従事者に敬意を：日本看護倫理学会声明」
http://jnea.net/pdf/200403-covid.pdf?fbclid=IwAR1TUHqdXM3dkyEZbs1fWTfnMSxPTDFt-Iiz8Gy2xWupUHap0c-L3qXJuBc

終章 医療から誰も外さないために

友人達に背中を押してもらって

学生の頃から、「マイノリティ」と呼ばれる存在や、社会的に排除されやすい方々に対する医療従事者からの無自覚な差別や偏見を目にする度、勝手に自分が排除されているような気持ちになり、医療の中に私の居場所はない、と感じてきました。一方、看護師として生活するここ数年、マイノリティの当事者の「医療従事者は何も分かっていない」という怒りに触れる度、どこか言い訳じみた感情を持ってしまう自分がいることにも気付きました。

2019年の夏、この本の執筆依頼を、晶文社の安藤聡さんからいただきました。本書の中の、「性風俗産業で働く患者さん」「生活保護の患者さん」「性暴力被害者の患者さん」は、いずれも私が個人のnoteに書いた記事が基となっています。noteを読んだ安藤さんから最初にいただいた、「マイノリティや社会から排除されがちな人達について、社会学者が書くような分析的なものではなく、医療の現場の体験に基づいた、当事者に共感を持ってもらえて、医療のプロフェッショナルに対しては、啓発的な役割を果たせる、リアリティのあるレポートを」というメッセージに、「いつか書きたい文章の形そのままだ」と嬉しく思う一方、「なんてハードルの高い提案をするんだ、こっちはまだ社会人5年目だぞ」と心許なさを感じたことをよく覚えています。

「当事者同士の共感」と「医療のプロフェッショナルへの啓発」は、もちろん両立することもありますが、恐ろしく頻繁に食い違うものだと、個人的には感じています。「医学的に正しいけれど当事者心情として受け入れたくない」理論もあれば、「患者側の言いたいことは分かるが医療現場がそれを担うのは不可能」なニーズもあります。同じ属性の当事者同士であっても、過ごす環境の些細な違いで、自身の属性の認識がまるで違っていることもあります。同じ言説であっても、誰がどんな立場で出すか次第で意味合いが変わってしまうものもあります。マイノリティについて書くのは、私にとってとても繊細で危うい行為です。研究者でも、臨床経験が長いわけでもない私が何かを語ったところで、説得力もなければ当事者への共感にも繋がらない、誰かを傷付けるだけの中途半端な文章になってしまうのではないか、と不安を抱きました。

自分を信じて本を書いてみたい欲望と、自分の文章が誰かを傷付ける恐怖の間を往復する私の背中を押してくれたのは、新宿ゴールデン街のバーの店員さんで、セクシュアルマイノリティの当事者でもある友人からの「えりの、当事者としての文章が読みたい」という言葉と、本書に「千春」として登場するシングルマザーの友人から昔言われた、「私とのこと、いつか本にしてね」という言葉でした。大切な人達と共に生きてきた日常を組み込んだ本を作ろうと、企画を引き受けました。

当事者の目線でも、看護職の目線でも語れるもの

友人達の言葉に急かされるように本を書き始めたものの、マイノリティをマイノリティとして属性で括る行為への抵抗は消えませんでした。自分が関わってきた人達に関する言葉を、珍妙な人生を送ってきた人間達の展覧会にすることなく、どうしたら当事者と共に在りながら、しかし生温い慰めではない、説得力との両立ができる文章にできるのだろうかと迷いました。

散々迷った結果、「セクシュアルマイノリティ」「性風俗」「院内暴力」「子どもを愛せない」「医療不信」「生活保護」「依存症」「性暴力」「医療従事者」と、私が自分に近い存在として

語れる、私にとって日常すぎるくらいに日常の中に在る人達をテーマとして、私自身の人生と、その中で抱いていた思考をできる限り掘り下げる方法を選びました。当事者や当事者に近い人間の目線でも、現場の看護職者の目線でも語れるもの、を基準としてテーマを選びましたが、執筆のために過去と向き合ったこの半年間は、記憶の蓋を開け、そこにある痛みを痛みと認めなければいけない時間の連続で、平常心ではいられない瞬間も多々ありました。この書き方が最善かどうかは今も分からず、きっと、読者の方々にとっても気持ちの明るくなる内容ではないだろうと思います。思い起こしたくない出来事の記憶を、この本によって掘り起こされてしまった方もいるのではないかと考えると、どうか傷を抉られても、それを上回る価値を持った文章であって欲しいと、ひたすらに願うばかりです。

「セクシュアルマイノリティの患者さん」

各章の背景について少しずつ触れます。

まず「セクシュアルマイノリティ〜」の章は、書籍のお話をいただいた時、真っ先に書かなければいけないと思ったテーマです。浩さんの出来事は私が看護師になって最初に、マイノリティであることが生命のリスクに直結する事実への危機感を抱いた、トラウマティックな経験でした。セクシュアルマイノリティの当事者から困りごとの話を聞いたり、医療従事者からの無意識の偏見に触れたりする度、私が責められているわけでもなく、そもそも浩さんの死因と医療の偏見に関連があるかどうかも分からないのに、無力感にも近い罪悪感に襲われます。自分のバイセクシュアルの当事者としての苦しさよりもずっと浩さんや晴樹への申し訳なさが勝っていて、晴樹は「えりがそんな気持ちになる必要ない」と言ってくれるけれど、今に至るこの感情を失ってしまったら、もしいつかほんの少しでも保身のような何かを考えてしまったら、彼らへの裏切りになるような気がしています。

この出来事を文章にする上で、当然亡くなった浩さんの同意が取れない中で、原稿、つまり商品にしてしまって良いのか、浩さんの存在を文章にする行為自体が彼に対する冒瀆《ぼうとく》になってしまうのではないか、と悩みました。晴樹に相談し、「苦しんでいる当事者を増やしたくないって浩くんも言うはずだから、ぜひ文章にして欲しい」と彼が言ってくれたため書き進めることにしましたが、改めて当時の心情に向き合う作業の中で、私も、私以上に晴樹も、「あの時こうしていれば」「もっと自分がしっかりしていれば」という後悔に打ちのめされました。この章は、私が泣きながら文章を書いて、晴樹が泣きながらそれを読む、互いを削り合うやり取りの果てに出来上がったものです。

セクシュアルマイノリティに関して、研究者が書いた分かりやすい解説書の類は多く発行されており、用語の定義や権利擁護の歴史といった経緯はそちらに任せます。この章では、あくまでナラティブとして、私と友人の、共に苦しんだ日々が、誰かの心に残るものであればと思います。

「性風俗産業で働く患者さん」

「性風俗〜」の章は元を辿れば、7年前、私が看護学生だった2013年頃に、医療系学生の共同ブログのサイトに「風俗嬢の実態、教えます」というタイトルで出した記事が基になっています。関わっていた医療系学生全員が社会人になるに伴い当該サイトは閉鎖されてしまいましたが、当時、公開と共に瞬時に拡散され、50万PV以上となった記事には、風俗嬢の学歴、平均月収、社会背景の傾向などのデータを持ち出しながら、「医療従事者が偏見を持つな」という主旨のことを書いていました。今思えば、「背景があるから偏見を持つな」は「背景がなければ偏見を持っていい」という理論になってしまう非常に危うい内容だったと反省しているものの、この章に出てくる果歩は、当時記事を読んで連絡をくれた方です。

2013年の記事に、果歩をはじめとする風俗嬢の友人達との関わり、新たな資料等を加え、

「医療従事者が知るべき、性風俗の話」という記事を個人のnoteで公開したのが2019年2月、そしてその記事をさらに細かく検討し直したのがこの章になります。

水商売という形で夜の世界を生きる中で、「性を売る仕事は貧困か自己責任か」という疑問は、ずっと頭の隅に漂っていました。看護師になってからは、医療従事者として夜の世界との関わりを持ちたいと思っていましたが、COVID-19感染拡大の際、行政の給付金類から、水商売や性風俗産業が除外されている事態に激しい怒りを持つ一方で、「仕方ないよ、そういう仕事だもん」という諦めもどこかにあったのは、そしてその件を巡る非当事者の言説にことごとく傷付いていた私の気持ちは、間違いなく夜の仕事の当事者としての心情でした。私と同じように夜の世界を上がった、元風俗嬢の友人と、「夜職アイデンティティは一生消えないのかもね」と話しながら、これからも水商売や性風俗が表舞台に引っ張り出される度にこんな思いをしなければいけないのか、と感じました。

「性を売りにする仕事」が昼の仕事と同様に扱われるのはきっとこの先も難しいのだろうと、COVID-19の感染拡大を通して改めて感じます。だからこそ、夜の仕事に従事する方々がせめて医療の中ではただのひとりの患者として、不利益を被ることがないようにと願います。

「暴力を振るう患者さん」

「暴力〜」の章は、ちょうど、私が看護師として若手から中堅の立場に移行しつつある中で、どうしたら後輩達を暴力から守れるかと考えていた地点から出発しました。

私は患者さんから暴力を受ける度、どうしてこんな思いをしなければいけないのか、殴られるために看護師をしているわけじゃない、仕事だからって受け入れなきゃいけないなんておかしいと感じ、しかし症状的な特性や社会背景を考えると、そう思う自分が間違っているのかと、患者さんに陰性感情を抱く自分自身への嫌悪感を持ち、さらにその嫌悪感は、後輩が暴力に晒された時に、私が彼ら彼女らの被害を見過ごす危うさに繋がるとも感じていました。

一方、採血や創傷処置といった侵襲を伴う医療行為で、患者さんから「痛い」という言葉を聞く度、自分が他者に痛みを与えている事実に恐れを抱きました。「痛みがあっても、患者さんに必要なことなら正当な行為だ」と考えようとする度、私にとっての正当性と患者さんにとっての正当性は全く別のものではないかとも思い、自分が暴力を受けた時に痛みと共に感じていた恐怖を、患者さんに植え付けてしまっているのではないかと悩みました。そこまで患者心情に入り込んでしまう自分は、看護師に向いていないとも考えました。

看護師として暴力に晒される病室と、看護師から受ける痛みに怯える患者さんの病室の行き来を幾度も幾度も繰り返す中、私の「暴力」に対する思考は混乱を極めました。普段なら、何か迷った時には文献を漁ったり上司に相談したりといった方法で解決するのですが、これに関してはどうやっても納得のいく答えが得られず、どうにか気持ちの整理だけでもできないか、と考えて書き出したのがこの章です。疾患の特性や社会背景、コミュニティといった要因で暴力を分類する試みは完全に私の主観で、分類にどれだけの価値があるかも分からず、もしこの本に関して専門家の方々から何かしらの批判を受けるならまずこの章だろう、と考えています。

しかし批判を受けてでも、暴力に直面し、「痛みを与え、痛みを与えられる」当事者は我々現場の人間であり、患者さんでもあります。おこがましい想いかもしれないけれど、この章が、医療従事者にとって明日仕事をする上でのささやかな支えになれば、あるいは一般の方々が患者として医療に関わる時に少しでも思い出せるものであれば、そして、暴力に対するケアについて、誰かが議論する上で、何かの手掛かりになれば幸いです。

「自分の子どもを愛せない患者さん」

「自分の子どもを愛せない〜」の章について。実は千春は、大学の卒業論文執筆のため友人に紹介してもらった方でした。千春は性風俗店で働いた経験があり、私が「性風俗産業に従事するシングルマザー」というテーマで書いた卒業論文は、千春のライフヒストリーを聞き取る形で進め、大学に提出したものです。卒論のインタビューの後、千春とプライベートで会うようになり、関係を深める中で、千春が娘であるみくちゃんに睡眠薬を飲ませてしまう出来事がありました。

本文中には書いていませんが、睡眠薬の出来事があった直後、その件を指導教員に話したところ、私が卒業研究の対象者と個人的な関係を持っていたことが大学内で問題視されました。指導教員から、「治療や研究のために知り合った時点で対等な力関係ではない。その構造に無自覚で、彼女達のトラブルに首を突っ込む倫理観は危うすぎる」という指摘を受け、「彼女達との関係を断つべきだ」とまで言われました。

大学側の言うことが理不尽だったとは思いません。看護領域において、治療者─被治療者の共依存関係は度々問題となるものです。学生だからといって免責されるような甘い領域でないことは理解できます。私の行動は、一歩間違えれば彼女達に正義感を振りかざし、彼女達を崖から突き落とす可能性を孕んでいた、非常に危ういものだったと自覚しています。しかしその時の私には、千春やみくちゃんと関係を断つ行為は、ふたりを見捨てることと同じでした。教員を前に、千春が行政や支援者から受けた傷付きを思い出して、「だって、どうせあなたたちは誰も、何もしてくれないじゃない」と心の中で呟《つぶや》いていたあの日の怒りは、幼少期の自分を重ねてとか、ふたりを守りたいといった理屈ではなく、「千春が私を友達だと思っていて、私も千春を友達だと思っている」それだけで、看護職としての倫理を超えるものとなっていました。

私の実家に初めて来た時に4歳だったみくちゃんは、8歳になりました。今も千春とふたりで暮らしながら、時々千春と一緒に私の実家に遊びに来てくれます。友達を実家に呼ぶ日が来るなんて、20歳前後の頃には思いもしませんでした。育児の不安が尽きない千春の話を聞いた母が、例えば「お母さんなんだから頑張って」といったありがちな説教をすることなく、ひたすら千春の話を聞き、「ひとりじゃ不安よね」「いつでも来てね」と返す様子を眺めながら、安心と頼もしさを覚えます。同時に、私とぶつかり、私を産んだことを後悔した過去を、そんな風に他者を支えられる感性に変えるまで、母がどれだけ苦しんだのだろうか、とも考えます。

母も、私も、千春も、みくちゃんも、決して希望に満ちたとはいえない人生を送ってきて、これからもきっと順風満帆にいかないことはたくさんあるだろうけれど、どうか孤立に陥ることなく、生き延びていけたら。

「医療不信の患者さん」

「医療不信～」の章は、執筆を始めた時、「エセ医学」の蔓延への危機感と、それを駆逐しようと発信を行う医療従事者への懸念の両面を持っていました。

エビデンスのない、いわゆるエセ医学に対する医療現場の人間としての怒りは日々募るものです。しかし以前よりSNSを中心に、エセ医学の否定と正しい医療情報の発信を行う医療従事者を見かける度、心強い気持ちになりつつも、どこかで違和感を抱く自分もいました。知識さえ提供すれば最善の治療を選べる、というほど人の感情は単純ではないと、もっと心の深いところにある、我々に対する不信感を見つめなければ、医療と患者さんの距離は縮まらないのでは、と考えていた中で文章を書き出し、辿り着いたのが、自分の臨床での経験と、ナルコレプシーの診断を受けた患者体験でした。

患者さんやご家族から病気について、「分かっているけど受け入れられない」という話を聞く機会は、現場では珍しいものではありません。患者心情ってそういうものか程度に思っていたその言葉は、ナルコレプシーの治療を始めた初期の混乱の中で、はじめて圧倒的な密度と触感を持って、私に迫ってきました。

ちょうどこの章を書き終えたあたりから、夜寝る前に睡眠導入剤を飲んでも、入眠時の幻覚が頻発するようになりました。数週間にわたる毎晩の入眠時幻覚に耐えられなくなり、主治医から、幻覚が現れにくくなる効果を持つ薬を処方されました。元々私にとって、ナルコレプシーの症状の中で一番苦しいものが入眠時幻覚だったので、「振り出しに戻ってしまった」と思う気持ちがないわけではありません。どんな疾患であれ治療行為が一筋縄ではいかないことはよく知っているつもりでしたが、自分事となるとどうしても落ち込みがちで、治療を始めれば取り戻せると思っていた日常が遠くて、なんだか眩暈《めまい》がします。

途方もない心細さを持て余しながら、それでも私が治療を投げ出さず、病院に通い続けている理由は、医療への期待や信用よりも何よりも、主治医の、穏やかで聡明な人間性への信頼です。もしも主治医が私の話を途中で遮って一方的に指示を出すだけの人であったり、威圧的で説教ばかりの人であったり、私の訴えを小馬鹿にするような態度を取る人だったら、今頃私も、医療不信に飲み込まれていたかもしれません。医療への信頼が、いかに属人的な関係性に依るかを改めて感じます。

無論、私の個人としての経験から、患者心情一般なんて語ることはできません。経験は、経験以上でも以下でもなく、個人的な経験から一般論を導き出す行為は浅はかです。そしてそれは、経験が経験のままで確かな価値を持ち続けることと、きちんと両立するはずです。

この章が、慢性疾患を抱える患者であり医療従事者でもある私の、個としての言葉で、医療への信頼が築かれる一端に繋がるよう、期待を込めて。

「生活保護の患者さん」

「生活保護〜」の章は、個人のnoteで書いた記事を基にしたものですが、書籍に入れるにあたって、どのように書けばいいか最も悩んだ章でした。

noteの記事では、生活保護の背景にあるデータと白血病の患者さんのエピソードと、医療従事者も患者さんの背景を考えられないくらいに疲弊していること、それでも生活保護バッシングは間違っているという内容でまとめていました。ありがたいことに医療従事者や生活保護の当事者、支援者の間ではそれなりに話題になったようで、私が目にする大半は肯定的な反応でしたが、一方、「泥酔して救急搬送されて、ひとりで対応している時に起きてセクハラしてくる生活保護の患者にも黙って堪えろって言われているようで、気持ちが折れそう」という医療従事者や、「生活保護はこんな風にみられているんだって、知ってたけど、改めて突き付けられて辛くなった」という生活保護受給者の、悲鳴のようなメッセージも複数いただきました。文章を書く上で、苦しい状況にある人を傷付けることを何より恐れていたのに、そもそも生活保護受給者と医療従事者は対立する存在ではないはずなのに、結果としてどちらも傷付けてしまった事実に、実力不足を痛感しました。「もう何も書きたくない」とはじめて感じた経験でした。

それでも、医療従事者が生活保護をバッシングしている現状への批判は医療の内部から行わなくてはいけない、そう思う危機感は消えませんでした。そしてそれは「生活保護がバッシングされている」という事実の記載なしには行えない。何を加えれば、どんな表現をすれば誰も傷付けないでいられるかと迷いました。

生活保護を受けている友人のエピソードを持ち出そうかとも考えましたが、セクシュアルマイノリティや性風俗のように、当事者にとってのアイデンティティになり得る属性と、生活保護が持つスティグマは、全く性質が異なるものです。他者の経験や心情を解説するかのように「だから働けない」と断ずる書き口は、本書を読んだ当事者が「自分は一生働けないんだ」という気持ちになってしまうことに繋がりかねないと考え、ようやく絞り出した文章が、私自身の半生を開示するこの章でした。

この章を出すのが、怖くないわけではありません。勿論、生活保護について語る方々が皆自己開示をしなければいけないわけではなく、今の私が、私として書ける精一杯と考えたけれど、本として世に出したら、どこで誰に読まれ、どんな感想を持たれるか分からない。書いたものは一生消せない。これまでの自分の人生で一番苦痛だった日々を、忘れたように生きたい日が来るかもしれないのに、自らそれができる可能性を潰して良いのかと問われると、自信がありません。「多重の精神疾患を持つ看護師なんて」と誰かに言われるかもしれません。

それでも、私はこの本の読み手の方々の感性を、たぶん読み手の方々が思う以上に信じています。私の言葉の解釈を、この本を読んだ他者に委ねたい。私の経験が、今苦しい状況にある方々の苦しみを少しでも軽くする方向に、手を添えるように作用できれば、それに勝る幸せはありません。

「依存症の患者さん」

「依存症～」の章は、自分の中では、生活保護の章に付随する章という括りで捉えています。

生活保護と同様に、自己責任論に帰結されがちな依存症について書くにあたり、頭では正しいと分かっている行為が実行に移せない葛藤は、診断的な依存症以上に日常に組み込まれているものだ、と考えました。

飲みすぎてしまう葉子と食べられない私の対比は、原稿のためにはじめたものではなく、私と葉子の「楽しい時ほど食べなければ楽しい時間が続く気がする」「めっちゃわかる、シラフになると人生が区切られる感ある」といった、何気ないやりとりからはじまりました。互いにどこか孤立感を持ちつつ、しかしどこかで重なり合う心情を「めっちゃわかる」と言い合う時、本当に「わかって」いるかどうかはさして重要ではなく、ただ、自分だけの苦しさだと思っていた気持ちに近い何かを共有できる他者の存在に、安心感を覚えます。気持ちの隅では正しく在りたいと思いながら、しかし一方では正しさを拒絶するような行為をするアンビバレンスに、愛おしさすら感じます。お互い症状が進行したら命に関わるとは分かりつつも、私達にとって、「正しい」のハードルはあまりに高い。間違いだらけの環境で生きてきた中で、正しく安全に生きるために苦しんだって誰も助けてくれないのに、正しさを諦めれば自己責任と揶揄されるなんて、逃げ場が無い。それでも、正しくなくても、私達は生き延びたいのです。

決して医療的な意味での治療を軽視しているわけではありません。葉子は「いつかお酒やめなきゃとは思う」と話します。私はいつかちゃんと食べられる日が来たらいいな、と思うけれど、食べなきゃいけないと思うほど食べられなくなるのも事実です。程々が分からず、合理的に生きることができない、なぜできないのかの説明もできない人間の存在を、誰かに知ってもらえるものであればと考えています。

「性暴力被害者の患者さん」

「性暴力〜」の章については、本文で書ききった感覚を持っているので、改めて書くことはあまりないのですが、正直なところ、この文章を読んだ性暴力被害の当事者に、被害経験を語らせる圧力を与えてしまうのではないか、と懸念を持っています。

Me too運動が日本に広まった2017年、私はちょうど民事訴訟の最中でした。著名人が性暴力被害の経験を発信する姿や、性暴力に反対する方々の様子をTwitterで眺めながら、「どうして私は黙っているんだろう、私も参加しなきゃいけないのに」と焦りを持っていました。語る準備ができていない、自ら語りたい状況ではない中で「声を上げなきゃ」と思い込み、そしてそれができない自分が悔しくて、自分の弱さを恥じていました。2019年にnoteでこの記事を公開し、「私もあなたのように発信しなきゃいけないのかな」と、性暴力被害者の知人から言われた時、当時の気持ちを思い出しました。

私が、自分が受けた被害を記事にすることや、「支えられた」という反応をいただいたことで救われているのは事実ですが、被害の経験を誰にも話したくない、なかったことにしたいと思う当事者の気持ちもまた、尊重されるべきものです。裁判だって、私と友人は「次の被害者を出さない」を合言葉に乗り越えましたが、本来、民事訴訟は個人対個人の私的なやり取りであり、自分だけのために闘うのが本質です。

私が「次の被害者を出さない」と考えたのは、私の回復のためでした。その想いが、他の当事者への「次の被害者を出さないために何かしなきゃ」というプレッシャーになって欲しくはありません。被害を受けた傷付きをどう受け止めるか、そこからどう回復するか、その手段は人それぞれで、正解が在るものではありません。その大前提を確認しつつ、この章が、誰もが加害者にも被害者にもならないための、そして性暴力被害を受けてしまった誰かが、進んだり、引き返したりしながらでも回復し続けていくための一助になれば幸いです。

「医療現場で働く患者さん」

「医療現場で働く〜」の章に関しては、本書が企画の段階だった2019年の夏〜秋には、もちろん私も編集者も新型コロナウイルス、COVID‐19という単語すら認知していませんでした。この章は、書籍を書き終える終盤になって、私が編集者の安藤さんに、どうしても書きたいと提案したものです。過去の経験を振り返って思考する他の章のスタンスと違い、現在進行形で新興感染症対応に関わる立場のこの章は、どうしてもまとまりがつかず、結論も出ない、歯切れの悪い書き口にならざるを得ませんでした。絶対に今出さなければいけないという焦燥感に追われながら書き進めましたが、私のその焦りは、COVID‐19の渦中にある東京都内の医療現場の中で、圧倒的な非日常に一時的にハイになっているだけかもしれません。

7月も半ばを過ぎた現在、東京都内のCOVID‐19感染者数は連日200名前後に上り、しかし経済優先の政策により自粛ムードは完全に終わっています。仕事帰りに通る飲食店街はいつも盛況で、楽しそうに賑わっています。

感染者の中心が、重症化リスクの低い若年層のため、3月〜4月のような医療機関の病床数不足には今のところ陥っていないものの、徐々に現場が圧迫されつつあるのを感じています。6月に書いたこの章では、感染のピークが過去のものだったかのように扱ってしまいましたが、今は感染者数だけでみれば既に第一波のピークを超え、いつ重症ハイリスクの方々の間に爆発的な流行がもたらされ、以前のような状況に戻ってしまうのかと毎日怯えています。

また、医療機関の経営状態悪化によるスタッフの給与の減少は、私の勤める病院も例外ではありません。医療従事者はここまで弱い立場だったのかと、こんなに強く実感したのは初めてです。おそらく、執筆を兼業している私のような、いざとなったら病院を辞めてもいいと考えられる人間は精神的にはまだマシですが、経歴や精神面で「病院以外に働ける場所なんてない」と思うしかない状況の医療従事者は、どんなに疲弊していても、どんなに理不尽だと感じても働き続けるしかありません。疲れ切って困窮した心身で、終わりのない、先の見通しの立たない今をどこまで続けていけるのか、もうとっくに医療は限界を超えているように感じます。健康弱者と医療は共に、国から見捨てられてしまったのかなと、これから何に期待を持てば良いかも分からないけれど、ひとまず、投げやりにならず、目の前のことをひとつひとつやっていければ。

医療がひとを繋ぎとめてくれる錨であるように

物心ついた頃から精神的に常に危うく、不安定な日常を生きてきた私は、一方では、病棟看護の現場で働き続けている身でもあります。ひとつめの職場をうつ病でドロップアウトした時にはもう二度と看護師になんて戻らないと思ったものでしたが、気付けばまた臨床にいて、医療現場の人間としてCOVID-19にも直面しています。時間的にも精神的にもわずかな余裕すらない医療従事者と患者さんの、それでも互いが生身でいるための関わりを模索する日々の中で、決して美談や綺麗事にならない取り乱しに向き合いながら、臨床の毎日をどこか愛おしく感じます。そして臨床への愛情が増すほど、医療従事者と患者さんの間に生まれてしまう、傷付ける／傷付けられる関係性へのやりきれない想いも、膨らんでいきます。

私が私の人生を「ナシ」にしたくなる瞬間はいくらでもあって、それでも常に誰かが、現実に繋ぎとめてくれた。「もうだめかもしれない」と思う度に、大切な人達が日常の岸に引き戻してくれて、私は今も生き延びています。だからこそ私は、孤独や排除が怖い。私を繋ぎ止めてくれた錨《いかり》のような何かが、誰にとっても存在するものであって欲しいと、できれば医療がそのひとつで在って欲しいと、切に願います。

この本が、医療従事者への啓発や当事者への共感以上に、いつか誰かが崩れ落ちそうな気持ちの中で、それでも生き延びるための、ささやかな錨になることを祈って。

あとがき

この本が世に出た時、どんな言葉でラベリングされ、どんなジャンルの本として人に読まれるのだろうか、と考えています。

本書は、私のはじめての著作となります。私がWeb上で文章を書き始めたのは、大学生の頃、友人から、「医療系学生の共同ブログで記事を書かないか」と誘われたことがきっかけでした。書いた記事がSNSで拡散され、当該サイトは全員が社会人になるに伴って閉鎖してしまいましたが、Webメディアや医療系の専門誌での連載をいただくようになりました。病気や裁判のため記事を書けない時期を経て、その後少しずつ個人のnoteを始め、それを読んだ編集者さんからご連絡をいただいて本書の執筆をはじめ、現在に至ります。エッセイとも症例報告ともつかないこの本が、読み手の方々にどんな風に受け止められるか、どこか恐ろしく、しかしどこかで楽しみでもあります。

自分の身の回りで起きることを、心だけでは受け止めきれなくなった時に、整理するために書くのが、私にとっての文章でした。人生の中のどこかで本を書けたら良いな、と思う気持ちをここ数年持ち始めてはいたものの、20代の今ではなく、いつか経験を積んで、いつか大学院にでも行って、ただの看護師以上の特定の専門性を持って、いつか、自分に満足した頃にでも出せたらと考えていたので、本書のゲラが手元に届いた今も、まだ本当に書籍を出す実感がどこかで掴めていません。とはいえ一方では、これまで大切な人達と共に生きてきた日々に、いくらかの医学的・人文学的な考察を交えながら書いた本を出せるというのは、私の一生分の幸運を差し出しても足りないくらいにありがたいことだとも感じます。

本書の執筆にあたり、大変多くの方々にお世話になりました。文章の書き方をきちんと勉強した経験がなく、荒削りで、度々迷走する私の原稿を、常に温かく的確に支えてくださった、晶文社の担当編集者の安藤聡さん。愚痴とも相談ともつかない堂々巡りの悩みを何度でも聞いてくれた友人達、特に、ここ何年もの私の全ての文章を常に最初の読み手として受け入れ、また事あるごとにグズグズと泣き続ける私を、呆れる瞬間も多々あるだろうに、常に支え続けてきてくれた友人のR氏。いつでも居心地良く、生活の軸になっていた職場の病院のスタッフの方々。執筆のため、改めて過去の話を聞かせてくれた、本書に登場する友人達。

そして、ここまで読み進めてくださった読者の皆様。本当に、本当にありがとうございました。

最後に、トラブル続きの私の人生を、見捨てることなく案じ続けてくれた母に、特別な感謝を。

木村映里

著者について

木村映里（きむら・えり）

1992年生まれ。日本赤十字看護大学卒。2015年より看護師として急性期病棟に勤務。2017年に医学書院「看護教育」にて、看護における用語と現実の乖離について、「学生なら誰でも知っている看護コトバのダイバーシティ」というタイトルで1年間巻頭連載を行う。2018年より「note」での発信を開始し、反医療主義、生活保護、タトゥー、性暴力被害といったテーマについて執筆。本作が初の著書となる。

医療《いりょう》の外《はず》れで

看護師のわたしが考えたマイノリティと差別のこと

2020年11月10日　初版

著者　木村映里

発行者　株式会社晶文社

東京都千代田区神田神保町1-11　〒101-0051

電話　03-3518-4940（代表）・4942（編集）

URL http://www.shobunsha.co.jp

印刷・製本　中央精版印刷株式会社

 ISBN978-4-7949-7242-2 Printed in Japan